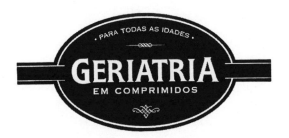

Dra. Mariana Jacob

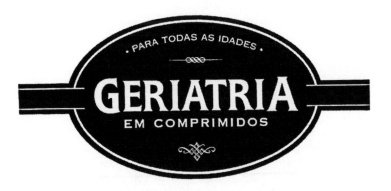

Edição revista e ampliada

3ª edição

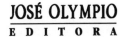

© Mariana Jacob, 2004

Reservam-se os direitos desta edição à
EDITORA JOSÉ OLYMPIO LTDA.
Rua Argentina, 171 – 3º andar – São Cristóvão
20921-380 – Rio de Janeiro, RJ – República Federativa do Brasil
Tel.: (21) 2585-2060   Fax: (21) 2585-2086
Printed in Brazil / Impresso no Brasil

Atendimento e venda direta ao leitor:
mdireto@record.com.br
Tel.: (21) 2585-2002

ISBN 978-85-03-00823-5

Capa: PEDRO GAIA E FELIPE DE MELLO

Texto revisado segundo o novo Acordo Ortográfico da Língua Portuguesa.

CIP-Brasil. Catalogação-na-fonte
Sindicato Nacional dos Editores de Livros, RJ.

J16g   Jacob, Mariana, 1933-
Geriatria em comprimidos para todas as idades / Mariana Jacob. – Edição revista e ampliada – 3ª ed. – Rio de Janeiro: José Olympio, 2010.

Inclui bibliografia
ISBN 978-85-03-00823-5

1. Envelhecimento – Prevenção. 2. Hábitos de saúde. 3. Longevidade. 4. Geriatria – Obras populares. I. Título.

10-1287
CDD – 612.67
CDU – 612.67

Aos meus pais, que sempre me incentivaram a escrever.
Aos meus.
Aos meus professores.
A Lília, minha grande amiga.

APRESENTAÇÃO

Este livro foi concebido para oferecer conhecimentos básicos, esclarecimentos e recomendações ao público em geral, particularmente ao leigo em Medicina.

Foi motivado por minha experiência de 40 anos de profissão no trato com pacientes e familiares que se interessam, durante as consultas, em obter informações, em linguagem simples, sobre assuntos ligados à saúde, especialmente sobre prevenção de doenças que ocorrem, sobretudo, na chamada "Idade de Ouro". Que tipo de alimentação é mais aconselhável, quais as doenças mais comuns dessa idade, como tentar preveni-las, como tratá-las, como prolongar a vida saudável e a aparência jovial?

Com frequência os pacientes me trazem recortes de revistas e de jornais com notícias alvissareiras sobre curas de doenças, com desmentidos sobre o valor de substâncias, até então julgadas benéficas à saúde, com anúncio de tratamentos alternativos. De mim esperam uma palavra sobre a validade das matérias publicadas. O que mais os inquietam são as discrepâncias a respeito de certas recomendações na área de saúde. Por exemplo, qual a "verdade" sobre os perigos da ingestão de alumínio no desenvolvimento da Doença de Alzheimer?

Sentir-me-ei gratificada se conseguir orientar os leitores, de forma clara e segura, sobre como podem posicionar-se na busca da qualidade de vida, sobre as doenças que mais acometem os idosos, sobre como administrar o estresse, prevenir o envelhecimento precoce da pele, encarar com dignidade e sem preconceito sua vida sexual, lidar com doenças, por enquanto incuráveis, embora tratáveis, compensar a vida do trabalho com o lazer.

Uma palavra de advertência a médicos que, por acaso, entrem em contato com meu texto. Não o escrevi para eles, mesmo porque eles, assim como eu, dispõem de livros, de revistas acadêmicas, de congressos nacionais e internacionais e de *sites* da internet de acesso restrito a médicos, conjunto de fontes que nos mantêm atualizados.

Por meus leitores, amigos e pacientes, arrisco-me, conscientemente, a críticas pela forma despretensiosa com que tratei certas matérias de grande complexidade. No entanto, despretensão não significa falta de compromisso com a cientificidade das informações veiculadas, válidas até o momento, dada a velocidade da pesquisa médica. Evitei, ao máximo, a utilização de jargão da área, só acessível aos profissionais da saúde. Quanto à bibliografia, apresentada ao final do livro, não é extensiva, incluindo obras que selecionei por pertinência aos temas abordados.

Finalmente, o que pretendo é transmitir-lhes mensagem de otimismo, para que procurem viver mais, chegando à longevidade com "longevitalidade".

Mariana Jacob

SUMÁRIO

Comprimido   Página

1. Aterosclerose 13
2. Memória 21
3. Doença de Alzheimer 25
4. Vertigens no idoso 37
5. Longevidade com longevitalidade 43
6. Osteoporose 49
7. Artrose 59
8. Dor: direito ao alívio 67
9. Alimentação do idoso 71
10. Hidratação 83
11. Autopoluição 87
12. Estresse 95

13. Saúde e qualidade de vida 99
14. Atividade física para os idosos 103
15. Lazer do idoso 107
16. Envelhecimento da pele no verão 111
17. Envelhecimento da pele negra 119
18. Incontinência urinária na mulher idosa 123
19. Sexo no idoso 129
20. Andropausa 139
21. Menopausa 143
22. Consulta geriátrica 151

BIBLIOGRAFIA 157

1

ATEROSCLEROSE

Das doenças degenerativas que acometem o idoso, a mais grave e conhecida é a aterosclerose. Como ela representa a base química e biológica das doenças do envelhecimento, preveni-la e combatê-la são condições indispensáveis para se planejar uma velhice saudável.

Dada a gravidade da aterosclerose, incorro em redundância ao reafirmar que sua prevenção constitui a única maneira eficaz de evitar processos patológicos que incapacitem a pessoa idosa. Uma vez instalada, é muito difícil tratá-la.

A aterosclerose constitui patologia caracterizada pelo depósito de gorduras e de outras substâncias no interior das artérias, assoreando-as como se elas fossem um rio.

Em consequência, o suprimento de sangue para os vários órgãos do corpo torna-se insuficiente progressivamente, tendo em vista que as artérias conduzem o oxigênio e os nutrientes necessários a todas as partes do corpo, incluindo órgãos vitais como cérebro, coração e rins.

Para preveni-la, no entanto, podemos agir sobre fatores de risco que a provocam.

Hereditariedade

Existência de ascendentes acometidos por aterosclerose aumenta o risco de que seus descendentes sejam propensos a apresentar a patologia. No momento, o fator de risco genético constitui variável de atributo não controlável. No entanto, o avanço da medicina genética pode torná-la modificável, na medida em que o gene por ela responsável possa ser manipulado.

Alimentação

As prescrições da dieta sadia são importantes tanto na prevenção, quanto no controle da aterosclerose, recomendando-se, enfaticamente, sejam evitadas as gorduras animais e frituras.

Sedentarismo

Pode ser evitado com a prática de exercícios bem orientados, sob medida para cada indivíduo e nunca competitivos, no caso de pessoas idosas.

Estresse

As recomendações para reduzi-lo aplicam-se, sem mudanças, ao tratamento da aterosclerose e são abordados, neste livro, na seção sobre estresse.

Fumo

Proibir o fumo é fundamental, não apenas pelos efeitos maléficos da nicotina e do alcatrão mas, principalmente, pela ação nociva do monóxido de carbono, que provoca a aderência do colesterol ao endotélio vascular.

Diabete e pressão arterial

Tanto o diabete quanto a hipertensão arterial, fatores de grande risco para a aterosclerose, devem ser tratados não apenas pelo perigo específico que representam para essa patologia como, também, para a saúde em geral.

Obesidade

Devemos preocupar-nos em manter o paciente em seu peso ideal e sem hipertensão. Caso apresente-se obeso, recomenda-se dieta, sempre hipocalórica. O valor desse tipo de dieta pode ser ilustrado por uma citação de Malmross: "Durante a Segunda Guerra Mundial, quando a população da Europa passou a alimentar-se com dietas de baixo teor calórico, que provocavam uma redução da concentração plasmática do colesterol, a incidência de aterosclerose coronariana e cerebral baixou apreciavelmente."

Existe uma aterosclerose provocada por dislipidemia familiar, que pode ser descoberta entre 15 e 30 anos. Se, até essa idade, o paciente, controlado periodicamente, não apresenta colesterol alto, a dislipidemia familiar pode ser descartada.

No sexo masculino, após os 40 anos e, no feminino, após os 50, é recomendável fazer-se um *check up* periódico dos níveis de colesterol. Nos últimos anos, os cientistas têm considerado mais importante, como fator de risco para aterosclerose, não o aumento do colesterol total mas, sim, a baixa do HDL (o bom colesterol). Para controlá-lo, há de se fazer exames periódicos. O HDL pode ser aumentado pela mudança de alguns hábitos de vida: prática de exercícios físicos, diminuição da ingestão de álcool e ingestão de remédios específicos. Quando o paciente apresenta quadro lipídico com aumento leve, ou moderado, de colesterol, o comportamento mais indicado é que o médico recomende uma dieta com redução de alimentos gordurosos. Ainda assim, se o médico percebe que o paciente não é do tipo disciplinado ou que seu estilo de vida não lhe permite respeitar a dieta com rigor, geralmente recorre à prescrição de medicação hipocolesterolemiante (que baixa o colesterol), associada à dieta. Nos casos de valores altos, ou muito altos, de colesterol no sangue, não se pensa duas vezes: recomenda-se logo a medicação específica, com controle periódico do lipidograma do paciente, para avaliar-se em que medida o remédio indicado é adequado. Mesmo em pacientes que não podem prescindir de medicamentos, dieta pobre em gorduras continua sendo recomendada.

Como o colesterol é metabolizado durante a noite, a medicação para diminuí-lo deve ser tomada após o jantar, ou na hora de deitar.

A indústria farmacêutica evoluiu bastante na produção de medicações hipocolesterolemiantes, cada vez mais sofisticadas e diversificadas, com poder de atuação maior e com toxicidade hepática mais reduzida. O paciente "leitor de bula" deve temer menos o remédio do que o efeito desastroso dos altos níveis de colesterol sobre o organismo, e confiar em seu médico.

Na França, o professor Marion Apfelbaum afirmou existir uma discrepância cultural-dietética, ainda não bem esclarecida, entre dietas de países diferentes e a ocorrência de acidentes cardiovasculares: os franceses ingerem alimentos tão ricos em colesterol quanto os americanos; no entanto, as taxas de acidentes cardiovasculares são mais baixas na França do que nos Estados Unidos. A hipótese levantada é a de que, talvez, existam alguns elementos de proteção na alimentação francesa, tais como consumo habitual de vinho e de alimentos tradicionais da cultura. A conclusão a que se chega é a de que a maneira americana de alimentação, inclusive seus moldes dietéticos, não conseguiram evidências de que sejam os corretos.

Finalmente, não devemos alterar nossos hábitos de alimentação, a fim de não destruir nossa qualidade de vida, visto que somente 20% da população apresenta fatores de risco como colesterol alto e/ou HDL baixo. Essa parcela deve ser identificada, bem informada e acompanhada individualmente. Os outros 80% podem viver felizes por muito tempo, comendo alimentos tradicionais. Se a desigualdade genética em relação à alimentação pode parecer injusta, igualmente injusta seria submeter a população inteira a um regime alimentar desnecessário.

2

MEMÓRIA

Procurar os óculos, a chave, esquecer o nome de alguém, de um filme, ou fatos desse tipo, costumam provocar pânico em algumas pessoas que logo pensam estar ficando senis, ou com aterosclerose.

Testes psicométricos e explorações funcionais do cérebro permitem traçar uma fronteira entre a "normalidade" e o estado patológico. Alguns de meus pacientes que se queixam de manifestações de falta de memória são pessoas distraídas, como quaisquer outras podem ser, em qualquer idade. Mas é bom saber que cansaço, preocupações, insônia, dietas rígidas, álcool, psicotrópicos, tranquilizantes ou outros tipos de drogas podem ser responsáveis por falta de memória transitória.

Como modificações cerebrais são inseparáveis das funções sensoriais, indivíduos que apresentam *déficits* visuais ou auditivos têm prejudicados seus desempenhos intelectuais, atribuindo as falhas detectadas à falta de memória.

Cem bilhões de neurônios formam nosso cérebro, nosso computador biológico. Para o neurocientista norte-americano James Watson, o cérebro humano é o elemento mais complexo do universo: o "top" de linha de qualquer computador, já existente, ou por ser inventado.

Os neurônios são células que não se multiplicam, embora os dentritos, prolongamentos dos neurônios, sim! E cada um dos neurônios tem cerca de mil dentritos, que se comunicam diretamente com, aproximadamente, outros dez mil neurônios. Por isso, uma pessoa de 75-80 anos pode continuar a aprender e a memorizar, desenvolvendo dentritos, com o auxílio de elementos como o esporão do centeio, a sulbutiamina e, mais recentemente, com o princípio ativo denominado phosphatidylserina, sem esgotar outras opções. Em torno dos 80 anos de idade, grupos de neurônios desaparecem das regiões específicas da memorização, embora essa atrofia comece desde os 25 anos. Se o ser humano perde entre

50 e 100 mil neurônios por dia, aos 80 anos, essa modesta diminuição corresponde a 10% do potencial individual atualizado.

Com o avanço da idade, se a perda da memória for de 30%, esta pode ser compensada por técnicas de treinamento — *jogging* e *cooper* cerebrais. Manter a memória sempre alerta é possível, se ela for treinada desde a juventude. Mesmo aposentados podem continuar a mobilizá-la com diversas tarefas intelectuais. Uma de minhas pacientes, aos 87 anos, resolveu comprar um computador, aprendeu a digitar e escreveu um livro.

3

DOENÇA DE ALZHEIMER

A Doença de Alzheimer (DA) é uma enfermidade progressiva, de evolução lenta, que afeta o cérebro, sendo mais comum entre os idosos. Nos diferentes estágios da doença observam-se vários sintomas de incapacidade intelectual e comportamental. Como é progressiva, os sintomas pioram com o avançar do processo degenerativo cerebral.

Embora constitua doença tratável, ainda não tem cura. A memória, principalmente a de reter novas informações, é a mais afetada. No entanto, várias outras funções cognitivas, como as de orientação, linguagem, julgamento, sociabilidade e habilidade de realizar tarefas motoras, também declinam à medida que a doença evolui. O declínio dessas funções é causado por alterações no tecido cerebral, especificamente, pela formação de placas amiloides e emaranhados neurofibrilares (fibras de neurônios) e perda de células cerebrais. A doença está fortemente ligada à idade, sendo incomum antes dos 50 anos, e afetando muitas pessoas na faixa dos 90 anos.

A doença foi descrita pela primeira vez pelo neurologista alemão Alois Alzheimer, no início do século passado (1907). No entanto, durante décadas, houve muita confusão e debates sobre sua relação com o envelhecimento normal. Parte da dificuldade de seu diagnóstico provém do fato de as alterações microscópicas observadas no cérebro dos pacientes com DA também se encontrarem no cérebro de pessoas idosas não afetadas pela doença. A diferença reside na quantidade e na distribuição dessas alterações. Mas o diagnóstico "correto" ainda é difícil. Ele se baseia em critérios histológicos, ou seja, na observação das lesões cerebrais típicas detectadas em autópsias de portadores do mal de Alzheimer, ou em biópsias cerebrais realizadas em vida. Essas biópsias implicam decisões difíceis e só ocorrem excepcionalmente. Até agora, seu diagnóstico apoia-se, sobretudo, em critérios clínicos, os mesmos que levam, na maioria dos casos, os pacientes aos consultórios cada vez mais cedo. Os sinais de alerta são: (a) diminuição da memória, especialmente a partir de uma certa idade. É verdade que quase todo mundo se queixa disso, embora queixas desse tipo sejam quase sempre benignas — nada a ver com os problemas de memória da DA, que logo se mostram bem diferentes. Eles atingem primeiro os fatos recentes. O próprio paciente relata: "Se me contam ou explicam alguma coisa, três segundos depois já me esqueci!" Esse fenômeno leva a repetições intermináveis, cada vez mais difíceis de suportar para os que o acompanham. A dificuldade de lembrar-se de fatos recentes é acompanhada, muitas vezes, e rapidamente, de problemas de memória de fatos antigos. O paciente não consegue lembrar-se do nome da sua escola, dos colegas de turma, do presidente da República etc. etc.; (b) desorientação temporal — a pessoa não sabe mais em que ano está vivendo. Não se trata de enganar-se no início de um novo ano e escrever 2003 em vez de 2004, mas de afirmar que o ano em curso é 1996, erro óbvio demais. A mesma desorientação ocorre em relação aos meses do ano e aos dias; (c) pensamento abstrato — a resolução de um problema simples torna-se impossível. Subitamente, a pessoa não consegue mais preencher formulários com seus próprios dados, nem lidar com documentos; (d) problemas de avaliação — a pessoa começa a fazer despesas impensadas, fora de suas possibilidades, quando, até então, administrava seu orçamento com responsabilidade; (e) problemas de linguagem — a pessoa se mostra incapaz de nomear objetos comuns colocados sobre uma mesa. Diante de um lápis, dirá: "Isso é para escrever", porque não se lembra mais da palavra lápis. À medida que a doença evolui, a pessoa não reconhece mais o objeto e nem sabe para que serve. Não identifica mais o rosto das pessoas, dos familiares em particular, e não reconhece o próprio rosto no espelho, a ponto de queixar-se de não estar só no banheiro e de pedir ao "estranho" para retirar-se.

O conjunto desses sintomas não se manifesta no início da doença, desenvolvem-se progressivamente.

Diagnóstico

A Doença de Alzheimer ainda é incurável. No entanto, é necessário utilizar todos os recursos disponíveis para chegar-se a diagnosticá-la. Qual seria a importância de diagnosticar-se uma doença para a qual ainda não se dispõe de tratamento curativo? A importância de se refinarem as técnicas de diagnóstico reside no fato de que, em futuro próximo, espera-se poder interromper a DA em seus estágios iniciais. Além disso, há outras doenças muito parecidas com a DA, que são curáveis ou, mais ou menos, fáceis de se tratar. Daí a importância de eliminá-las, por meio de um diagnóstico diferencial. Para isso, além do exame clínico, utilizam-se recursos de tecnologia avançada que permitem descobrir e tratar doenças capazes de acarretar deteriorações mentais e psicológicas que podem ser confundidas com a DA. Entre essas doenças, disfunções da tireoide e carência de vitamina B12 podem imitar a DA, embora raramente. Doenças vasculares com numerosos acidentes (enfartes) vasculares cerebrais, hidrocefalia de pressão normal ou tumores cerebrais como menangiomas, tumores benignos que podem ser operados com sucesso, são passíveis de identificação por ressonância magnética, podendo ser tratados e provocar o desaparecimento dos falsos sintomas de DA.

Quanto ao diagnóstico laboratorial, desde o início da década de 1990, a pesquisa conseguiu um avanço significativo, ao demonstrar que pacientes portadores de

DA apresentavam, no sangue, com mais frequência que não portadores, uma forma particular de apolipoproteína, denominada APO E4. Esta poderia ser um marcador da doença, se encontrada em todos os doentes com o mal de Alzheimer. No entanto, a presença de APO E4 apenas aumenta, estatisticamente, o risco de ocorrência da doença. Em outras palavras, mesmo que haja presença de APO E4, nem todos os seus portadores contraem a DA; e, inversamente, nem todos os pacientes da DA apresentam APO E4 no sangue. Portanto, por enquanto a presença de APO E4 não constitui marcador específico de DA, senão indicação de que poderá mostrar-se promissor no futuro.

Alguns estudos indicaram que o alumínio pode associar-se às alterações do tecido cerebral que ocorrem na DA. Isso motiva a suspeita de que esse metal possa, de alguma forma, facilitar o desenvolvimento da doença. Entretanto, os especialistas ainda não chegaram a um consenso: uns acham não haver preocupação com a ingestão de alumínio (por meio de remédios que o contenham, como, por exemplo, alguns antiácidos, ou por uso doméstico de panelas e utensílios confeccionados com alumínio); outros, mais cautelosos, recomendam cuidados com a ingestão de partículas de alumínio, eu mesma penso como eles. O problema com as panelas de alumínio é que são submetidas ao calor, provocando, tanto por esse motivo quanto pelos movimentos de raspagem de seus interiores (quando o alimento é mexido), a incorporação de partículas de alumínio à comida. Quanto às embalagens de alumínio de refrigerantes, cervejas etc., o enlatamento é realizado por processo industrial *a frigore* (a frio), razão pela qual, não penetrando nos líquidos, o alumínio não os torna prejudiciais à saúde. No livro *A revolução da longevidade*, da dra. Françoise Forette, por mim traduzido, a autora não parece ter qualquer dúvida sobre o perigo potencial do alumínio no organismo humano. De fato, necrópsias em portadores e não portadores de DA demonstraram existir mais alumínio no cérebro dos primeiros do que no dos outros.

Com relação às evidências ligando o zinco à DA, são mais escassas do que as do alumínio. Não há certeza de que a exposição física ao zinco (cremes, loções) ou a ingestão de suplementos nutricionais contendo zinco sejam benéficas ou prejudiciais à DA.

Alguns pacientes que têm familiares com DA frequentemente perguntam-me: "se eu tenho irmão, irmã, mãe ou pai com DA, isso afetará meu risco de também desenvolvê-la?" Assim como em qualquer doença com algum componente genético, a história familiar dessa doença geralmente aumenta, embora não obrigatoriamente, a probabilidade de alguns descendentes de portadores virem a desenvolvê-la. No entanto, a relação entre história familiar e probabilidade de DA é afetada pela idade em que o membro da família começou a mostrar seus primeiros sinais: se foi em idade considerada jovem para a DA, o fato indica a existência de um componente genético mais forte. De forma simplificada, quanto mais jovem for o membro da família que desenvolveu a DA, maior a probabilidade de que outro membro da família possa apresentá-la.

Todos têm medo da Doença de Alzheimer; com razão. Trata-se de doença devastadora, irreversível e resistente a tratamentos, até o momento. Mas, se considerarmos o número crescente de idosos, ela atinge a, relativamente, poucos. Além disso, já se podem registrar progressos fantásticos no conhecimento de seus mecanismos; progressos estes que se vêm acelerando nos últimos dez anos. Graças a eles já se anteveem, dentro de mais uma década, ou até menos, soluções de tratamento e, melhor ainda, sua prevenção.

Tratamento

Há alguns anos, participei de um congresso mundial em Helsinque, na Finlândia, durante cinco dias. No encontro, só ouvi teorias sobre as possíveis causas da Doença de Alzheimer, sem que nenhum trabalho sobre seu tratamento tivesse sido apresentado. Até hoje, sua cura ainda não foi encontrada. Felizmente, já existem medicamentos capazes de aliviar alguns de seus sintomas ligados ao conhecimento e ao controle de certas disfunções comportamentais.

Pacientes com DA apresentam redução da quantidade de um neurotransmissor (substância química do cérebro) denominado acetilcolina, essencial para o funcionamento normal do cérebro. Os tratamentos atualmente prescritos e aprovados para a DA são os inibidores de acetilcolinesterase, enzima responsável pela degradação da acetilcolina, que propiciam maior disponibilidade desse neurotransmissor no cérebro. Donepezil e Tacrina, duas drogas de propriedades semelhantes, também já aprovadas para tratamento dos sintomas cognitivos da DA, demonstraram resultados superiores aos de tratamentos anteriores. Além dessas substâncias, a Rivastigmina e a Galantomina já foram aprovadas para uso em alguns países da Europa, devendo estar igualmente disponíveis nos Estados Unidos. Ainda em fase de avaliação pelo FDA (no inglês, Food and Drug Administration), o Metrifonato, outra droga da mesma classe, também foi desenvolvido.

Alguns dos medicamentos usados em portadores de DA são hepatotóxicos, sendo necessário que os pacientes encontrem-se monitorados continuamente pelo médico. Em situações em que as enzimas hepáticas atinjam altos níveis, o tratamento deve ser reduzido, ou interrompido e, depois, retomado em doses progressivas.

Nos últimos anos, pesquisadores do mundo inteiro têm trabalhado exaustivamente para desenvolver um remédio que venha a curar a DA. Acredita-se que isso ainda poderá ocorrer nesta década.

Não posso fechar este importante assunto sem me referir à família e aos cuidadores do doente com mal de Alzheimer. Cuidador é a pessoa que ajuda a tomar conta do paciente e o responsável por seu bem-estar. Quando o paciente é casado (*lato sensu*), é o(a) companheiro(a), em geral, quem assume esse papel tão importante quanto desgastante e estressante. Independentemente de quem o assuma, é importante que o cuidador aprenda estratégias capazes de melhorar sua capacidade de exercer a função.

A Associação de Alzheimer é uma organização nacional, sem fins lucrativos, que oferece uma variedade de informações aos cuidadores e aos familiares de pacientes com DA. Recomenda-se que as pessoas que lidam com portadores do mal de Alzheimer procurem a Associação de Alzheimer, que possui filiais em cada estado brasileiro e cuja atuação é extremamente meritória.

4

VERTIGENS NO IDOSO

De repente, tudo começa a girar em torno de você, como se o quarto se movimentasse, a ponto de ocorrer uma perda do equilíbrio. Só quem já experimentou essa sensação sabe o quanto é desagradável; felizmente, na maioria dos casos, não apresenta gravidade.

A grande parte das vertigens tem origem no ouvido interno, mais precisamente, no vestíbulo (labirinto), órgão complexo que analisa as vibrações provocadas pelos movimentos da cabeça e as transmite ao cérebro a fim de manter o equilíbrio. Ao menor erro de transmissão, as informações chegam deturpadas ao cérebro e o resultado é a vertigem. Leve, moderada ou forte, sua causa deve ser esclarecida. O procedimento adequado é consultar um otorrinolaringologista, ou um neurologista, e fazer exames complementares para estabelecer o diagnóstico. Existem mais de 150 tipos de vertigens!

A vertigem que dura somente 20 segundos

Basta mudar de posição na cama e ela surge. Embora assustadora, não apresenta gravidade. Tem origem postural, provocada pela mudança de posição da cabeça. Esse tipo representa um terço das vertigens e aparece especialmente nas mulheres. Não dura mais que 20 a 30 segundos, mas pode repetir-se por duas a três semanas seguidas. Sua causa reside em pequenos cristais, denominados otolites, que podem tomar um caminho errado dentro do vestíbulo (labirinto) e perturbar seu bom funcionamento.

Uma vez que a sensação desagradável tenha passado, evite outro movimento da cabeça, para não se arriscar a novo mal-estar. Movimente-se com a cabeça fixa, como se levasse um vaso sobre ela. Essa vertigem cura-se espontaneamente em duas a três semanas. É inútil tomar remédios ou submeter-se a qualquer procedimento para curá-la.

A vertigem que evolui em crises

Essa modalidade ocorre somente de um lado, onde começam zumbidos e sensação de ouvido cheio. Depois aparece a vertigem, e o mal-estar se faz acompanhar em geral de vômitos. É denominada Doença de Ménière (6% dos casos) e evolui em crises que aparecem sem previsão e podem durar de cinco minutos a cinco horas. Sua causa é desconhecida. Talvez se trate de edema que provoca hipertensão no ouvido interno. Uma coisa é certa: a Doença de Ménière aparece com mais frequência em pacientes ansiosos, perfeccionistas, ou estressados. Na crise, deite-se e espere um pouco. Se ela não passar, chame o médico, que pode aplicar injeção antivertigem, antivômito e prescrever um calmante.

Para prevenir recaídas, aprenda a relaxar, a lutar contra o estresse, a praticar yoga e a evitar alimentos salgados (além de frios e conservas), a fim de reduzir a formação de edema, indicado como uma de suas causas. O medicamento receitado pelo médico pode ser Betahistina, caso o paciente não sofra de gastrite ou de úlcera no estômago. Esse remédio facilita a microcirculação no sistema vestibular e permite controlar melhor o ouvido interno e o cérebro. É tomado por alguns meses a um ano. O tratamento não cura, mas permite diminuir a intensidade e a frequência das vertigens.

A vertigem que demora vários dias

É a mais importante. Provém de inflamação no nervo e denomina-se neurite vestibular. Sua crise é de intensidade forte e persiste, em média, por três dias a dois meses. É a mais complicada e vem acompanhada de vômitos. Em geral, é provocada por um vírus (herpes, zona zoster, ou outro) que afeta o nervo do equilíbrio. A lesão do nervo pode demorar meses, e o cérebro (a nossa natureza maravilhosa) cria circuitos suplementares para compensar as informações que vêm dos dois ouvidos. Na maioria dos casos, tudo acaba bem. Durante a crise, deite e levante devagar, apenas quando a sensação de vertigem diminuir a ponto de permitir mudanças de posição. Ficar acamado(a) muito tempo mantém a vertigem, porque o cérebro está em repouso. O fato de a pessoa mexer-se ajuda o sistema nervoso cerebral a adaptar-se à deficiência do ouvido interno. Quanto mais cedo isso acontece, mais rápida é a recuperação. Cabe ao médico a indicação do tratamento que favoreça a recuperação cerebral, especialmente em idosos.

As falsas vertigens

Há situações em que ocorrem as chamadas "falsas vertigens". Vejamos algumas e por que ocorrem: (a) devidas a cansaço, anemia, hipoglicemia e emoções. Manifestam-se por uma sensação de instabilidade própria, enquanto a verdadeira provoca a percepção de que tudo está girando em torno; (b) vertigem de altura ou acrofobia. Para controlá-la, recomenda-se olhar para o infinito e não baixar ou fechar os olhos; (c) mal de mar ou de transportes. Em embarcações, alimente-se levemente, evite líquidos gasosos, deite-se estendido(a) no chão e olhe fixamente para o horizonte. Em viagens de carro, não leia, abra a janela e olhe para a frente, antecipando, com o corpo e o olhar, as curvas da estrada. Existem medicamentos que ajudam a prevenir essa falsa vertigem; (d) vertigens ao sair da cama. São causadas por queda brusca da pressão arterial, em algumas pessoas. Para impedi-las, evite o cansaço e o estresse, assim como dietas alimentares muito restritivas. Ao levantar, sempre lentamente, fique um minuto sentado(a) na beira da cama, um minuto em pé, parado(a), e só depois comece a andar. Caso se repitam, consulte o médico; (e) medicamentos podem provocar pseudovertigens, entre eles alguns anti-hipertensivos, antidepressivos, antiparkinsonianos e calmantes. Outros remédios são tóxicos para o ouvido interno, podendo levar à surdez, como certos antibióticos ou quinino usado contra impaludismo. São casos raros e não devem causar pânico. O médico bem-informado saberá contorná-los.

5

LONGEVIDADE COM LONGEVITALIDADE

De nada adianta viver muitos anos, com carência de saúde física e mental e sem preservação da capacidade de ser útil e produtivo, isto é, só vale a pena longevidade com "longevitalidade".

Embora, por observação, até os leigos distinguem uma pessoa idosa de uma "madura", a Organização Mundial da Saúde (OMS) estabeleceu e denominou quatro faixas etárias, a partir dos 40 anos:

1. Transição (*middle age*, como denominam os americanos) — entre 40 e 65 anos.
2. Idosa — entre 66 e 75 anos.

3. Velhice — após os 75 anos.
4. Longevidade — após os 90 anos.

Vivemos uma revolução demográfica sem precedentes, que se processa em silêncio, sob o olhar míope da maioria dos governos. Para se ter uma ideia, hoje, a cada ano se ganham três meses de vida. De 1955 até 1982, a população mundial saltou de 2,8 bilhões de habitantes para 5,8 bilhões: um aumento de 72,5% em 27 anos. As previsões são de crescimento anual de 80 milhões de habitantes, atingindo a marca de 8,5 bilhões em 2025. O número de pessoas com mais de 65 anos em 2008 era de 560 milhões e deverá atingir 816 milhões em 2025, passando a representar quase 10% da população total. Embora esses dados tenham sido projetados por técnicas estatístico-demográficas cuidadosas, não são isentos de erros. Demógrafos falham quando há fenômenos naturais imprevisíveis, ou guerras. Quem anteciparia a dos Bálcãs ao fim do século XX, e as do Afeganistão e do Iraque no início do XXI?

No que se refere às estatísticas brasileiras, já se tem acesso a números úteis ao planejamento na área da saúde. Nos primeiros 50 anos do século XX, a expectativa de vida do brasileiro cresceu de 33,7 para 43,2 anos. Ao final de 1960, passou para 55,9 anos e a previsão é de que atinja 72,4 anos em 2015, praticamente igual à internacional. Pelo censo de 1996, a população brasileira com mais de 65 anos atingia 8 milhões e meio de habitantes, número correspondente a 5,35% do total. Observe-se que, desse número, havia quase um milhão a mais de mulheres que de homens.

Se as projeções se confirmarem, em 2025, a população brasileira acima de 65 anos poderá representar cerca de 10% da população total do país.

Chamo a atenção para o fato de todos os números serem médios. Infelizmente, como observou o diretor-geral da Organização Mundial da Saúde, Hiroschi Nakajima, os anos extra de vida já conquistados não foram partilhados igualmente por ricos e pobres. Em 1998, três entre quatro pessoas morreram em países pouco desenvolvidos, antes de completar 50 anos, expectativa média de vida alcançada meio século atrás. Mesmo com as disparidades que se escondem em dados agregados, a expectativa média da vida humana tem aumentado em aceleração constante.

O extraordinário avanço observado na extensão da vida humana pode ser atribuído à evolução, sem precedentes, das áreas científicas que subsidiam a medicina. Como produto dessa evolução, podem ser citados: desenvolvimento de antibióticos cada vez mais poderosos, na medida em que as bactérias a eles se tornam resistentes; criação de vacinas múltiplas, erradicando doenças, algumas das quais incapacitam os pacientes; preparação de remédios sofisticados para controle do que classifico como "males do século": hipertensão arterial, doenças cardiovasculares, osteoporose, doenças reumáticas, estresse e depressão; aperfeiçoamento de procedimentos médicos semi-invasivos, como a angioplastia com colocação de *stents*; avanços cirúrgicos em todas as especialidades, com probabilidade de risco de vida cada dia menor; introdução de procedimentos ousados, como transplantes de órgãos; e clonagem que, embora uma realidade em animais, provoca discussões éticas sobre sua aplicação em seres humanos; e as promessas inimagináveis da medicina genética.

A disseminação da longevidade humana já está tendo repercussões em todos os países, pobres ou ricos. No século XXI, um dos principais problemas será determinar melhores formas de prevenir e retardar doenças e de preservar a saúde, a autonomia e a mobilidade dos idosos. Para países pobres e emergentes, a longevidade da população demandará esforços hercúleos. As consequências sociais são imprevisíveis. Segundo o professor de medicina dr. Gregory Stock, da Universidade da Califórnia, problemas como aposentadoria, carreira profissional e até estrutura familiar terão de ser repensados para que possam ser tratados de forma diferenciada. Esses problemas, aliás, têm sido objeto de discussões políticas no Brasil, que esperamos não tenham soluções frustradas por motivação demagógica.

6

OSTEOPOROSE

O assunto osteoporose (OP) é de tal importância que constitui problema de saúde pública. Trata-se de uma doença esquelética sistêmica, caracterizada por baixa massa óssea e deterioração da microarquitetura do tecido ósseo, ocasionadas por perda de cálcio e proteínas, o que provoca fragilidade do esqueleto e o consequente aumento do risco de fraturas. Sua incidência aumenta com a idade, afetando principalmente mulheres em fase pósmenopausa e, em pequena escala, homens idosos. As consequências clínicas mais comuns da OP são fraturas na coluna, nos membros e no quadril.

Fundamentada na avaliação da densidade mineral óssea (DMO), a Organização Mundial da Saúde (OMS) calcula que a OP afete cerca de 20% a 30% de mulheres em pós-menopausa, na América Latina. Esses percentuais aumentam com a idade, incidindo cada vez mais, em função do crescimento da expectativa de vida. Como decorrência, aumentam, também, os riscos de fraturas na população idosa e, *ipso facto*, a responsabilidade pública, com respectivos encargos financeiros, para a prevenção e o tratamento da osteoporose.

Alguns estudos apresentam estatísticas que relacionam a OP a variáveis tais como hereditariedade, raça e gênero. Em relação à raça, a literatura especializada indica que, de quatro mulheres brancas (caucasianas e asiáticas), três apresentam OP, enquanto, de quatro mulheres morenas, pardas ou negras, apenas uma deve apresentar a doença. Quanto ao gênero, os homens são mais privilegiados: de oito, apenas um pode ser afetado.

Em geral, a doença é assintomática e identificada acidentalmente em exames de raios X lombar ou torácico, realizados por outras indicações, tais como deformidade da coluna em tipo cunha, vértebra de peixe, ou fratura por esmagamento ou compressão. No entanto, felizmente tornou-se quase costumeira a solicitação da osteodensitometria (ODM), incluindo medidas de coluna e quadril, a partir das idades em que a OP mais incide. A ODM permite classificar os pacientes em quatro grupos: (1) normais — quando a massa óssea é superior ou igual a 1,0 de perda óssea (PO); (2) osteopenia — quando a densidade óssea varia entre 1,0 e 2,5 PO; (3) osteoporose — quando a densidade óssea é inferior a 2,5 PO; e (4) osteoporose grave ou estabelecida — quando a densidade óssea é inferior a 2,5 PO e é detectada uma fratura associada à fragilidade óssea.

Dos 50 aos 60 anos, as fraturas mais comuns ocorrem nos ossos do punho; dos 60 até os 80, ou mais anos, é que, mais frequentemente, observam-se as fraturas do quadril (colo-femural). Acredita-se que, em torno dos 80 anos, 25% das pessoas já tenham sofrido uma ou mais dessas fraturas.

Como não se percebe que os ossos vão perdendo cálcio e proteínas e que a osteoporose vai-se instalando, é recomendável fazer-se anualmente um controle de densitometria óssea, quando a faixa etária em que a OP começa a insinuar-se for atingida.

Prevenção

Não podemos evitar o envelhecimento de nossos ossos; no entanto, podemos retardá-lo com recomendações específicas para proteger nosso patrimônio ósseo. Em primeiro lugar, bons hábitos alimentares na juventude e idade adulta levam ao desenvolvimento de ossos fortes e saudáveis, que demorarão mais a se tornar frágeis. Leite, queijos e outros derivados, ovos, especialmente a clara, cenoura, abóbora e a ingestão diária de 1.500 mg de cálcio e de 400 unidades internacionais (UI) de vitamina D (na forma de multivitaminas) constituem dieta adequada à prevenção da osteoporose.

Recomenda-se praticar exercícios físicos, como caminhar e pedalar por, no mínimo, três horas semanais, tendo em vista que a imobilidade acelera a perda óssea. Atente-se para o fato de braços ou pernas engessados apresentarem ossos com maior grau de osteoporose. Portanto, a prática regular de exercícios físicos, durante toda a vida, constitui prescrição para evitar perdas ósseas, dentre outras vantagens. Bom exemplo é o fato de desportistas, em geral, possuírem ossos mais fortes do que pessoas de vida sedentária.

Exposição ao sol antes das 10 horas, com roupas normais e uso de protetor nas partes descobertas do corpo, por 20 a 30 minutos diários, representa comportamento importantíssimo para a fixação do cálcio necessário à preservação de nosso esqueleto.

Ao lado do que se deve fazer para prevenir a osteoporose, há muitos hábitos que contribuem para a emergência da OP e que se deve procurar banir ou reduzir ao máximo. Dentre eles, encontram-se a ingestão excessiva de álcool e café e o tabagismo.

Infelizmente, o tratamento de certas doenças, embora necessário, pode agravar a perda óssea. Por exemplo, hipertiroidismo, diabete, hiperparatiroidismo, insuficiência renal crônica, gastrectomias e anastomoses intestinais, síndrome de má absorção. Paralelamente, o uso de hormônios da tiroide com a intenção de emagrecer, tratamentos prolongados com cortisona (mais de seis meses), uso de antiácidos contendo alumínio, entre outros, podem prejudicar nossos ossos. Mas os médicos que precisam prescrevê-los já sabem como fazê-lo para minimizar seus efeitos negativos.

A despeito de todos os tratamentos de que já se dispõem para prevenção e tratamento da osteoporose, passo a alinhar cuidados que devem ser tomados para evitar quedas e fraturas das mais simples às incapacitadoras (cuidados esses especialmente endereçados a mulheres com mais de 65 anos):

1. Ao subir escadas, segurar sempre no corrimão.
2. Não utilizar chinelos soltos ou calçados de sola lisa.
3. Manter os óculos, caso os use, sempre limpos.
4. Não levantar ou carregar objetos pesados.
5. Tomar o máximo de cuidado ao andar por ruas e calçadas, especialmente à noite e em dias chuvosos.
6. Evitar aglomerações.
7. Não caminhar em pisos encerados, lisos ou molhados.
8. Evitar ter em casa tapetes soltos.
9. Não andar pela casa no escuro (economia que pode custar caro...).
10. Ao levantar algo do chão, não flexionar a coluna; o modo correto de fazê-lo é agachar-se, segurar o objeto, sempre com ele nas mãos e com a coluna reta.
11. Cuidado ao brincar com crianças.
12. Atravessar a rua sempre nas faixas de segurança.

Muitos outros conselhos poderiam ser dados, mas, na realidade, o principal resume-se em FAZER TUDO COM CALMA, SEM PRESSA E SEM MOVIMENTOS BRUSCOS.

Nunca é tarde para se adquirir hábitos que melhorem nossa saúde. E a melhor forma de fazê-lo é sob a orientação de nossos médicos. Eles indicarão um esquema personalizado de dieta, de exercícios físicos e de medicamentos capaz de fazer cessar ou retardar nossos problemas.

Tratamento

Vários medicamentos têm sido aprovados para o tratamento da osteoporose estabilizada e têm demonstrado eficácia na redução do risco de fraturas. Entre eles inclui-se a ingestão diária de 1.500 mg a 2.000 mg de cálcio, associada à vitamina D, Alendronato e Risendronato para tratamento, tanto quanto prevenção, de fraturas na coluna, no quadril, assim como de outras não vertebrais. O Raloxifeno tem-se mostrado eficaz na redução significativa do risco de fraturas vertebrais, embora inócuo nas de quadril. Pode ser indicado em pacientes com risco iminente de fraturas vertebrais, especialmente no caso de portadores de câncer de mama (que costuma provocar metástase na coluna) e nos que possuam algumas doenças cardíacas. A Calcitonina intranasal (200 unidades por dia) também tem demonstrado efeito protetor contra as fraturas vertebrais em pacientes incapazes de tolerar outros medicamentos, embora, em alguns casos, possa causar irritação na mucosa nasal.

A novidade lançada mundialmente para a doença é o ácido ibandrônico. Recomendo este novo tratamento ao ácido alendrônico, tanto pela comodidade para o doente — apenas um comprimido de 150 mg, uma vez por mês — como pela superioridade do efeito esperado. Não se esqueça de ingerir cálcio diariamente, pois este medicamento é um fixador de cálcio nos ossos. O Ranelato de estrôncio é um outro tratamento para osteoporose da pós-menopausa, para reduzir o risco de fratura vertebral e de quadril.

A combinação de biofosfonatos à terapia com hormônios (estrogênio/progesterona) produz um aumento mais significativo na densidade mineral óssea (DMO) do que a terapia hormonal isolada. É importante que esta (TRH), antes de indicada, seja discutida com as pacientes, pois evidências recentes sugeriram que possa estar ligada à emergência de câncer de ovário. Estudos mais antigos a associaram a ganho de peso, trombose venosa, câncer de útero (em mulheres com útero intacto, especialmente se o estrogênio é usado sem associação à progesterona) e aumento no risco de câncer de mama. O retorno de menstruações também constitui uma preocupação de algumas clientes e deve ser com elas discutido.

Qualquer escolha dos remédios aqui apresentados deve ser feita pelos médicos para cada caso, e devem ser tomados só com indicação médica.

Felizmente, a osteoporose constitui uma área em que a pesquisa médica tem produzido consideráveis avanços: em estudos sobre a biologia óssea, em métodos de diagnósticos e no desenvolvimento de agentes terapêuticos. A despeito desses avanços, ainda é difícil para o médico posicionar cada aspecto dos novos conhecimentos e terapias no contexto exato quando trata cada paciente. Individualmente, pode ser útil para os médicos comparar a sua experiência com a de seus colegas e realizar ajustes quando julgar necessário.

As etapas para terapia da osteoporose seguem as do tratamento da maioria das doenças, respeitadas as peculiaridades dessa patologia:

1. Estabelecer o diagnóstico da OP.
2. Definir o risco de incidência de fraturas, com fundamento na presença de fatores de risco observados anteriormente.
3. Prescrever a terapia julgada mais adequada ao caso.
4. Avaliar efeitos com frequência desejável e, segundo os resultados obtidos, manter ou modificar o tratamento.

Como a expectativa de vida humana já se encontra acima de 70 anos, com tendência para 80, a osteoporose tornou-se uma das maiores responsabilidades do médico, geriatra, ou não. Para o paciente idoso, os procedimentos terapêuticos já desenvolvidos e em desenvolvimento para postergar e tratar a doença, diminuem a sua preocupação com uma das piores ameaças ao envelhecimento sadio.

7

ARTROSE

A artrose, ou osteoartrose, também conhecida como doença articular degenerativa, é uma resposta complexa dos tecidos articulares a idade, fatores genéticos e ambientais. Caracteriza-se por degeneração da cartilagem e hipercrescimento ósseo. Sem apresentar manifestações sistêmicas, constitui a principal causa da dor articular e incapacidade de movimentos em pacientes de meia-idade e em idosos. Sua sintomatologia manifesta-se em dois estágios. No inicial, insidioso, caracteriza-se por rigidez na movimentação matinal que dura, no máximo, 15 minutos. No tardio, sem ou com mínima deformação, produz instabilidade articular e dor em repouso. Não provoca anquilose (diminuição ou impossibilidade absoluta de movimentos em uma articulação natural móvel), embora cause limitação dos movimentos das partes afetadas.

As alterações degenerativas, presentes em cerca de metade das pessoas após os 40 anos de idade, atingem praticamente todos até a sexta década de vida. No entanto, somente cerca de 5% destes apresentam queixas. O envelhecimento é fator primordial nas alterações osteoarticulares e cartilaginosas porque provoca diminuição da densidade celular.

A artrose incide, de forma geral, em ambos os sexos. O que varia são os locais de maior acometimento. Na mulher, manifesta-se mais nas articulações das mãos e dos pés (joanetes), nos joelhos e na coluna cervical. No homem, é mais comum nos ombros, na coluna lombar e articulação coxo-femoral (quadril).

Embora a artrose seja uma moléstia crônica, vez por outra torna-se aguda — a chamada artrose-artrite. Quando ocorre, pode provocar dor espontânea ou por pressão, redução dos movimentos por aumento da dor, tumefação local e ruídos na movimentação articular (crepitações). As articulações que suportam peso maior (especialmente nos obesos) são as mais comprometidas.

Dentre os fatores que predispõem e agravam as artroses destacam-se: hereditariedade, fraturas prévias, traumatismos, gota, obesidade, insuficiência da tiroide, estado emocional (angústia, depressão), clima (em climas quentes e secos os desconfortos são menores).

O diagnóstico das artroses é principalmente clínico e radiológico, uma vez que os exames laboratoriais não a acusam. Os sintomas clínicos são as dores apresentadas pelo paciente. No início, intermitente, a dor típica da artrose é descrita como a que se manifesta ao iniciar-se um movimento como, por exemplo, andar, e que demora mais ou menos 20 minutos antes de desaparecer. Se, quanto mais o indivíduo andar mais a dor aumentar, pode tratar-se de uma artrite (inflamação aguda da articulação).

Com a evolução da doença, a dor se torna persistente (tanto em repouso como em movimento) e começa a manifestar-se à noite, interferindo na qualidade do sono. A dor noturna localiza-se, com maior frequência, na articulação coxo-femoral (quadril). No seu início, o exame radiológico não a detecta, embora o paciente sinta dor. Isso se dá porque uma inflamação do líquido sinovial (sinovite) ou das outras formações articulares (cartilagens), ou periarticulares (em torno das articulações), ligamentos e músculos não aparece no exame radiológico.

As artroses localizam-se, principalmente, nas pequenas articulações dos dedos das mãos e dos pés (sendo comuns deformações do dedão — joanetes) e na da base do polegar. Das grandes articulações, a mais comumente afetada é a coxo-femoral num dos lados do corpo, raramente nos dois; as dos joelhos, que podem afetar um ou outro; e as intervertebrais da coluna, com predominância das localizadas nos níveis cervical e lombar. Quando ocorre nos joelhos, é comum ouvirem-se crepitações (barulhos) provocadas por atrito entre as extremidades dos ossos da articulação, pela degeneração da cartilagem e por escassez do líquido sinovial. Esse quadro é mais acentuado em pessoas obesas, com fadiga, ou pela manhã.

No nível da coluna vertebral, a artrose envolve os corpos vertebrais, ligamentos paravertebrais (de um lado e de outro ao longo da coluna), lesões degenerativas dos discos intervertebrais que, por afinamento, favorecem a aproximação das vértebras que, ao se tocarem, produzem compressão dos nervos, com respectivo pinçamento. Este provoca dores de intensidades diferentes, localizadas ou irradiadas, com limitação de movimentos.

Dores diversas, formigamentos, distúrbios da escrita e outros sintomas nos braços e mãos podem ter origem nas artroses da coluna cervical, ou das localizadas na região lombar, que se irradiam para as pernas.

Podendo acometer ambos os sexos, dores na coluna são mais frequentes em homens idosos. Nessa parte do corpo, o exame radiológico é quase sempre indicador das lesões e de seu nível de gravidade.

Tratamento

Embora a artrose ainda não tenha cura, já se dispõe de tratamentos capazes de reduzir a dor, de melhorar a mobilidade e a segurança dos movimentos. O vigor da intervenção terapêutica é ditado pela severidade da doença e pelas condições individuais do paciente.

O tratamento das artroses é de dois tipos, aplicados separadamente ou combinados: medicamentoso e não medicamentoso.

Medicamentoso

A terapia com remédios é paliativa. Até o momento, não há medicamentos capazes de prevenir o progresso da doença ou de revertê-lo. Aproximadamente,

30% dos anti-inflamatórios não esteroides reduzem a dor de forma duradoura, enquanto 15% melhoram os movimentos.

Medicação analgésica e/ou anti-inflamatória deve ser usada com parcimônia e de forma descontinuada. A despeito de sua variedade, agride, de forma mais ou menos sensível, a mucosa gástrica, especialmente em pessoas idosas, podendo provocar gastrite com ulcerações e, até mesmo, hemorragias. Cerca de 30% dos pacientes com mais de 65 anos precisam ser hospitalizados em virtude dos efeitos colaterais da medicação utilizada. É comum que o médico tenha que renunciar à prescrição de anti-inflamatórios como, por exemplo, o Ibuprofeno e o Naproxen, ou reduzir suas dosagens a até, respectivamente, 1.200 mg e 500 mg por dia. Outro recurso é utilizar somente medicação analgésica, como o Acetaminopheno, até 4.000 mg por dia.

Em casos mais severos, o médico tem que recorrer a outros métodos terapêuticos, tais como infiltrações intra ou periarticulares, com anti-inflamatórios, ou com derivados de cortisona. Essas infiltrações, especialmente as que contêm cortisona, não podem ser repetidas senão a espaços de quatro a seis meses.

A utilização de cremes, *sprays* e adesivos, sozinhos ou associados à terapia por via oral, é outra alternativa de tratamento.

Por volta de 2003, foi lançado, nos Estados Unidos, um novo remédio para tratamento da artrose. É composto de Glucosamin e Chondroitin, substâncias que entram na composição da cartilagem articular. Administrado por via oral, esse remédio pode reconstituir as cartilagens e lubrificar as articulações.

Como último recurso, se todas as tentativas descritas não derem resultado, ainda se pode recorrer a procedimentos cirúrgicos. Em casos moderados, por meio da artroscopia; nos avançados, por intervenções mais invasivas.

Com a rapidez da pesquisa e do desenvolvimento na área médica, é de se esperar que em breve surjam novos procedimentos e medicamentos capazes de reduzir a dor, de dar mais estabilidade e diminuir a limitação de movimentos articulares e, até mesmo, de curar a artrose. Próteses diversas, que podem substituir articulações lesadas, têm sido desenvolvidas e aperfeiçoadas, constituindo esperança de que, em futuro próximo, possam ser indicadas com segurança.

Não medicamentoso

Nessa categoria, encontram-se: (a) fisioterapia. Correção postural (de uma excessiva lordose lombar, por exemplo), por meio do método RPG (Reeducação Postural Geral), em alguns casos, alivia a dor e melhora os movimentos. Exercícios são indicados em alguns casos. Às vezes passivos, outras ativos, só devem ser praticados com indicação e controle de ortopedista ou fisioterapeuta qualificados; (b) redução de peso em pacientes obesos; (c) uso de bengala, em caso de artroses unilaterais, na parte contralateral, que pode atenuar a dor articular, na medida em que reduz a força da contração muscular feita para conseguir movimentos de andar, por exemplo. Quando as artroses são bilaterais, a solução são andadores ou muletas; (d) aplicação de calor sobre a articulação dolorida pode reduzir a dor, quando essa não estiver inflamada pois, nesse caso, o calor alimenta a inflamação, dilata os tecidos periarticulares e aumenta a dor. Ocasionalmente, o melhor alívio pode ser obtido com gelo; (e) abolição do uso de sapatos de salto alto ou de tipo chinelo (que não prendem no calcanhar). Em situações de artroses deformantes nas articulações dos dedos dos pés, recomendam-se sapatos ortopédicos.

8

DOR: DIREITO AO ALÍVIO

A dor é a linguagem que o corpo utiliza para nos proteger e nos chamar a atenção para o fato de que alguma coisa não vai bem. Se, por um lado, é incômoda, por outro, é bastante útil. Sendo subjetiva, os indivíduos a sentem de forma diferente: com maior ou menor intensidade. Pelo menos, cerca de 30% dos idosos queixam-se de algum tipo de dor, percentual que aumenta em pessoas com mais de 75 anos.

Existem dois tipos de dor. A aguda é temporária, violenta no início, podendo durar desde alguns segundos a semanas, e ocorre, por exemplo, em crises renais e pinçamento de nervos na coluna. A crônica persiste por meses e até por anos, podendo ser violenta ou leve, episódica ou contínua, acompanhando patologias tais como artrite, artrose e zona zoster.

O tratamento da dor propicia ao doente energia para continuar a desempenhar suas atividades costumeiras e cria condições que facilitam o combate das enfermidades causadoras do desconforto. Depois de uma cirurgia ou traumatismo, o alívio da dor propicia ao paciente voltar a caminhar e a desempenhar outras atividades motoras mais rapidamente, evitando complicações, como pneumonia ou escaras.

Infelizmente, as pesquisas demonstram que os idosos não recebem com frequência tratamento suficiente para o alívio das dores. Em parte, o fato se explica porque o idoso tende a "ignorar" a dor, imaginando que ela faça parte do processo de envelhecimento e que não tenha "jeito". Paralelamente, alguns médicos pensam que ele se queixa para chamar a atenção e que analgésicos mais fortes não são bem tolerados, em face da idade. Mas o fato de deixar a dor sem tratamento propicia desdobramentos indesejáveis, dentre os quais poder-se-iam mencionar: efeitos psíquicos e emocionais debilitantes; automedicação, que pode provocar efeitos colaterais indesejáveis ou incompatibilidade com outros medicamentos utilizados; e abandono de "pistas" que podem representar sintomas de doenças que exijam tratamento. Nesse caso, se o clínico geral desconhece a causa da dor, deve valer-se de exames complementares ou, mesmo, solicitar a ajuda de colegas especializados. Assim, pode descobrir uma artrite, osteoporose, fibromialgia, poliartroses, e outras patologias para cujas dores existem medicações adequadas, que diminuem a angústia do paciente e a quantidade de remédios.

Administrar a dor consiste em eliminá-la ou aliviá-la, com a intenção de restaurar o bem-estar, de melhorar a qualidade de vida e a capacidade de ação do idoso, dentro das circunstâncias de cada um e da origem da dor.

A adoção de um modo de vida saudável é capaz de prevenir ou diminuir certos tipos de dores frequentes. Por vida saudável, referimo-nos não apenas a dietas alimentares balanceadas, mas também à prática regular de exercícios, para manutenção de energia, equilíbrio e elasticidade. O exercício aumenta a produção de analgésicos naturais, as endorfinas.

Nunca é demais chamar a atenção para a adoção de certos hábitos importantes e bastante simples de serem seguidos: beber bastante água, escovar os dentes após cada refeição (para evitar focos dentários), descansar suficientemente, manter boa postura e peso corporal correto. Eles ajudam a prevenir diferentes tipos de dores. Há também técnicas não medicamentosas que, praticadas com a assistência de profissionais qualificados, são úteis como complemento ou, mesmo, substituição a analgésicos. Entre elas, relaxamento, meditação, RPG, yoga, tai chi, hidroterapias, alongamento, acupuntura, hipnose e quiropraxie.

A participação do idoso é fundamental para o diagnóstico das dores. A ele cabe descrever em detalhe o tipo e a intensidade do que sente e continuar a queixar-se se a terapia aplicada não melhorar o desconforto. A dor é contínua? Ardência? Formigamento? Pressão? Peso localizado? Respostas a essas e a outras perguntas são fundamentais para diagnósticos precisos.

Temos ainda muito a aprender sobre a dor, mas sabemos que não devemos deixá-la tomar conta dos pacientes, sob qualquer hipótese. Todo idoso tem o direito de conquistar o alívio à dor e a responsabilidade de associar-se ao médico para alcançá-lo.

9

ALIMENTAÇÃO DO IDOSO

A nutrição é, por definição, o conjunto de processos que vão desde a ingestão do alimento até a sua assimilação pelas células. Por isso, a saúde depende substancialmente da adoção de padrões alimentares que correspondam a uma nutrição adequada.

O envelhecimento é relacionado a fatores genéticos e ambientais. Dentre estes últimos, a nutrição é dos mais relevantes, sendo, pelo menos do ponto de vista teórico, uma variável controlável. Cuidados dietéticos durante toda a vida, especialmente na infância, depois na adolescência e na maturidade, podem representar, na velhice, a diferença entre saúde e enfermidade. Em suma, os cuidados com a nutrição devem iniciar-se na gestação e findar com a morte do ser humano.

Fundamentalmente, não existe diferença entre uma nutrição sadia para jovens, adultos ou idosos. O que há são características próprias do envelhecimento que acrescentam particularidades à nutrição geriátrica, que passo a desenvolver.

Dentição

A maioria das pessoas não chega à velhice com todos os dentes, sobretudo nas classes menos favorecidas. Dentição incompleta ou próteses defeituosas dificultam a mastigação, podendo levar ao abandono de alimentos que a exijam muito. Assim, com o tempo, alguns alimentos são automaticamente excluídos da alimentação, em especial a carne e as fontes mais comuns das fibras: frutas e vegetais. O medo da constipação intestinal, da indigestão e da ingestão mais pesada, no jantar, podem constituir problema difícil de ser solucionado. Na maioria das vezes, o médico não consegue remover preconceitos a eles relacionados, comuns entre os idosos, e que podem levá-los à subnutrição e à desnutrição.

Solidão

A solidão dos idosos viúvos, solteiros, separados, dos que vivem em conflitos familiares, ou dos que se recolhem (ou são "recolhidos") a asilos influi em seu tipo de alimentação. Nessas circunstâncias, inexiste o incentivo para refeições organizadas e bem elaboradas. Sem contar com o fato de muitos idosos se recusarem a comer apropriadamente.

Diminuição da sensibilidade dos órgãos dos sentidos

A diminuição da sensibilidade do paladar e do olfato, que ocorre com a idade, interfere no prazer normalmente associado ao ato de comer. Nos idosos, a digestão e a absorção dos alimentos, devido à diminuição da secreção do ácido clorídrico e das enzimas digestivas, aos problemas biliares, à atonia da musculatura intestinal, associados, ainda, à diminuição de atividade física, podem provocar gases e desconforto, após a ingestão de alimentos gordurosos e de leite, queixa ouvida com frequência.

Fatores financeiros

Dificuldades financeiras prejudicam enormemente o padrão alimentar dos idosos. Quando presentes, levam-lhes a privilegiar a ingestão de alimentos ricos em carboidratos (massas, por exemplo), por serem os mais baratos. Com isso, deixam de lado os proteicos, como carne, queijos e outros, bem mais dispendiosos.

Diminuição da atividade metabólica

Metabolismo e atividade física diminuídos reduzem bastante a necessidade calórica total. Apesar disso, os idosos não modificam seus hábitos alimentares que, com o passar dos anos, levam muitos deles à obesidade, tornando-os suscetíveis a doenças degenerativas, aterosclerose precoce, hipertensão, doenças cardíacas e outras.

As necessidades nutricionais da pessoa idosa são, essencialmente, individuais. Recomendações gerais têm pouca significação. Daí, o papel importante do médico geriatra e do nutricionista especializado em envelhecimento. Qualquer paciente jamais saiu de meu consultório sem orientação de uma dieta personalizada, ligada às suas necessidades. Não faço dietas-padrão.

A Organização das Nações Unidas para a Alimentação e Agricultura — FAO (no inglês, Food and Agriculture Organization) — e a OMS propõem redução da taxa calórica ingerida, com o avanço da idade: 5% entre 45 e 55 anos; 8% entre 55 e 70 anos; e 10% após os 70 anos. A conclusão a que se chega é a de que o idoso, de ambos os sexos, vai precisar de apenas dois terços das necessidades energéticas da juventude.

Algumas "dicas" sobre a maneira de comer podem ser tão importantes para a saúde quanto a qualidade dos alimentos ingeridos:

1. Preparar a comida com carinho e atenção, a fim de torná-la saborosa.
2. Comer só quando sentir fome e, se isso não for possível (por razões de trabalho, vida imposta por regras sociais), fazê-lo, no mínimo, três vezes por dia, sem pular nenhuma delas.
3. Jamais comer quando emocionalmente perturbado(a), com dores, ou após esforço físico.

4. Descansar por alguns minutos, antes e depois das refeições.
5. Evitar assuntos desagradáveis ou excitantes durante as refeições: o pior almoço é aquele que chamamos "de negócios".
6. Comer lentamente, mastigando bem os alimentos, salivando-os bastante, porque a saliva contém enzimas importantes e a digestão dos alimentos se inicia na própria boca. O alimento, se não for bem mastigado e salivado, com enzimas específicas para hidrocarbonados, vai cair no estômago e passar para o intestino, onde não mais existem aquelas enzimas. Começarão, então, as indesejáveis fermentação e produção de gases no abdômen. Dizem os sábios que os alimentos sólidos devem ser bebidos e os líquidos, engolidos, como se tivessem sido mastigados.
7. Evitar requentar as sobras de alimentos da véspera. Os alimentos devem ser frescos, preparados diariamente e variados.
8. Não reaproveitar o óleo que sobra de frituras; gordura reaquecida não deve ser usada na preparação dos alimentos — jamais.

9. Beber pouco ou, se possível, nada durante as refeições. Deixar os líquidos para antes ou depois delas.
10. Comer algo cru, ou quase cru, no início de cada refeição. É bom começar por saladas ou frutas.
11. Fazer a refeição mais forte pela manhã ou no almoço; a mais leve, no mínimo, duas horas antes de dormir.
12. Parar de comer antes de sentir-se satisfeito(a), isto é, comer pouco.
13. Evitar excesso de condimentos.
14. Moderar o consumo de álcool, mas beber um cálice de vinho tinto, no almoço e/ou no jantar.
15. Não fumar durante as refeições (melhor que seja nunca).
16. Evitar "beliscar" entre as refeições; se o fizer, opte por frutas, chá ou sucos naturais.

No Brasil, são raras as publicações de trabalhos sobre a nutrição do idoso. E poucos geriatras cuidam corretamente das condições nutricionais de seus pacientes. Sendo a população brasileira predominantemente jovem, explica-se que o estrato infantil se torne alvo privilegiado da atenção de pesquisadores e autoridades da área da saúde, tendo em vista ser tão vulnerável quanto o estrato idoso à subnutrição e desnutrição.

A Comissão Nacional de Alimentos tem realizado, sistematicamente, inquéritos em todo o país e apresentado algumas soluções para os problemas nutricionais do brasileiro. Como regra, os inquéritos revelam que o nível de nutrição da população brasileira é inadequado. A subnutrição foi detectada em todas as regiões do país, incidindo, principalmente, nas camadas populacionais de menor poder aquisitivo, que habitam as áreas de periferia das grandes cidades e as zonas rurais. Até a população do estado de São Paulo, o mais industrializado e rico do país, alimenta-se mal.

A desnutrição brasileira pode ser creditada a fatores geográficos, agrícolas, socioeconômicos e educacionais. Como médica e cidadã, apoio incondicionalmente a prioridade que o presidente Luiz Inácio Lula da Silva definiu como compromisso de honra de seu governo: o combate à fome! Embora eminentemente social, a prioridade do governo deverá contribuir para o desejado "crescimento econômico autossustentável", para usar o jargão economicista.

A percentagem da população de idosos cresce à medida que a taxa de mortalidade diminui e fantásticos avanços médicos contribuem para o aumento de duração da vida. O Brasil enfrentará, nas próximas décadas, um de seus maiores desafios: o atendimento de sua população idosa, para o que deverá criar novas fontes alimentares, ampliar as existentes e melhorar as redes de armazenamento e de distribuição de alimentos.

A dieta dos idosos deve conter todos os alimentos protetores: carnes, ovos, leite e derivados, frutas, vegetais e cereais integrais. Não há prova de que qualquer desses alimentos possa ser-lhes nocivo. Por outro lado, também não há qualquer prova de cura por fórmulas mágicas oferecidas aos idosos, tais como geleia real, guaraná, germes de trigo, ginseng e "dietas rejuvenescedoras".

A alimentação tem que ser equilibrada, não carencial nem excessiva, facilmente digerível e individualizada. No ambiente hospitalar, a orientação dietética é facilitada pela existência do nutricionista; porém, fora do hospital cabe ao médico fazer todas as recomendações alimentares aos pacientes.

Não há unanimidade nas prescrições dietéticas para o indivíduo idoso; apenas recomendações gerais:

dieta razoavelmente alta em proteínas, moderada em carboidratos, relativamente baixa em gorduras e rica em vitaminas e sais minerais. A ingestão de líquidos deve ser generosa. Quando a insônia constitui problema, o uso do café nas últimas horas do dia deve ser abolido. No que se refere à ingestão de bebidas alcoólicas, deve restringir-se a um cálice de vinho tinto no almoço e/ou no jantar. Além de aumentar o apetite, tem efeito protetor e vasodilatador. Cuidados especiais, no entanto, devem ser observados, caso o idoso esteja tomando algum antidepressivo ou medicação para dormir.

A popular proteína de soja reduz o colesterol total; porém, quando tomada em excesso, pode reduzir o "bom" colesterol (o HDL). Daí, recomendar-se sua utilização parcimoniosa na alimentação.

Como os cânceres tendem a multiplicar-se com a idade e como, hoje em dia, reconhece-se que o ritmo de envelhecimento depende do que se ingere, o Comitê de Dieta, Nutrição e Câncer aponta estatísticas da incidência dessa doença devido à alimentação: 60% nas mulheres e 40% nos homens.

GERIATRIA EM COMPRIMIDOS

Na França, os médicos vêm travando luta árdua contra o sistema de *fast-food*[1] e, também, declararam guerra ao *barbecue* (churrasco), produtor de benzopyren, elemento comprovadamente cancerígeno, provocado pela fumaça das gorduras em contato com as chamas do carvão que fritam as carnes. Churrascos contribuem para a ocorrência de cânceres do tubo digestivo. Daí, seus maiores índices ocorrerem no Sul do país, onde o churrasco é um costume. Para amenizar o perigo dessa iguaria popular, recomendo que os amantes de churrasco evitem comer sua parte mais gostosa, a externa, aquela temperada e "tostadinha" pela brasa enfumaçada do carvão. Consumam apenas a parte interna da carne que, embora de paladar inferior, não faz mal à saúde.

Oncologistas especializados em alimentação são contra tudo que seja defumado — carne vermelha ou peixe — porque esses alimentos contêm benzopyren, elemento cancerígeno, a que já aludimos quando nos referimos ao churrasco. Alguns médicos também alertam sobre o

---

[1] O prefeito do Rio de Janeiro, Cesar Maia (2001-2005), em decreto publicado no *Diário Oficial* de 27/11/2002, criou uma comissão técnica para elaborar medidas que tornem mais saudáveis os alimentos das redes *fast-food*, já tendo proibido a venda de *trash food* nas 1.035 escolas públicas do município.

uso de fornos de micro-ondas. Segundo eles, esse sistema de cozimento e aquecimento não é comprovadamente inofensivo, na medida em que pode provocar transformação bioquímica nos aminoácidos das proteínas animais, que se tornariam perigosos para o sistema nervoso, fígado e rins. A recomendação que fazem é a de que se restrinja o uso do micro-ondas a alimentos de origem vegetal e de que os outros sejam preparados a vapor.

Para concluir, o dr. Jeffrey Bluberg, gerontologista e pesquisador em nutrição, diz-se atônito com a ignorância das pessoas sobre o que escolher para se alimentarem. Mais ainda com a ignorância dos médicos em geral, que não possuem noções bem definidas e seguras do que seja uma alimentação saudável. Provavelmente, em função dessa constatação, recentemente, os estudantes das Escolas de Medicina começaram a estudar o processo nutricional de forma mais sistemática. Embora a introdução do tema no currículo de diversos cursos de Medicina constitua um avanço, ainda é insuficiente, quando se atenta para a enorme influência que a nutrição exerce sobre a manutenção da saúde e a duração da vida.

10

HIDRATAÇÃO

Nosso corpo é composto de, aproximadamente, 60% de água, que banha suas células. Quando a água falta, as células se asfixiam e morrem. Se o homem perder 15% dessa água pode ficar em perigo de vida. Esse fenômeno é válido para todas as idades, embora mais perigoso em crianças e idosos.

A função da água é purificar o corpo e eliminar as toxinas que nele se acumulam, como resultado da carburação do metabolismo. A água hidrata a pele a partir do interior, ativa as funções cutâneas e conserva a juventude, na medida em que favorece a expulsão dos elementos orgânicos tóxicos. Fato que incentiva a mulher a manter-se hidratada é saber que esse estado, por provocar a eliminação das toxinas através da pele, impede a formação dos depósitos de gordura que constituem parte da indesejável celulite.

Para manter o equilíbrio hídrico e a beleza que advêm de nossa saúde, é imprescindível que bebamos bastante água durante o dia. Devemos, igualmente, aumentar a ingestão de líquidos diferentes, como sucos de frutas, mate, água de coco, leite e outros, especialmente em certas situações: dias quentes, exposição ao sol, entrada e saída de saunas, após exercícios físicos e em qualquer circunstância que possa provocar desidratação.

Num país tropical como o Brasil, deve-se beber entre 1,5 a 2 litros (oito copos) diários de líquidos no inverno e 2,5 a 3 litros (10 a 12 copos), no verão. A recomendação varia em função de cada indivíduo, dependendo de ser sadio, possuir alguma doença que demande cuidados especiais, ser sedentário ou, ao contrário, desenvolver esforço físico.

O que beber exige certos cuidados:

1. Água de torneira — filtrada, fervida e resfriada. Ferver a água é importante porque os filtros deixam passar certos tipos de protozoários

(por exemplo, ameba) e vírus, como o da hepatite.
2. Água mineral — as levemente mineralizadas constituem verdadeiros remédios, embora não devam ser tomadas sem controle médico. É aconselhável variar marcas e alternar sua ingestão com água natural filtrada e fervida.
3. Sucos de frutas e de legumes — ricos em vitaminas, mas nem sempre bem digeridos (cada pessoa escolhe aquele de que mais gosta e que não lhe causa desconforto), devem ser tomados frescos, feitos na hora e, de preferência, sem açúcar. Os comercializados devem ser evitados, pois, normalmente, contêm aditivos e conservantes. Os sucos têm propriedades específicas. O de pepino, como antirrugas; o de cenoura, como benéfico para pele e cabelo; o de beterraba, como rejuvenescedor; e os de repolho e aspargo, como energizantes.
4. Chás — com as mais variadas funções: diuréticos, laxantes, calmantes e muitas outras.
5. Água de coco — rica em potássio, além de gostosa, pode ser tomada diariamente.

Finalmente, alguns princípios que devem acompanhar o ato de beber:

- Beber ao acordar.
- Beber em goles pequenos e seguidos.
- Beber líquidos frescos e frios, mas não gelados.
- Não beber durante as refeições e, havendo necessidade, não ultrapassar meio copo. Beber durante as refeições dilui os sucos gástricos e prejudica a digestão.
- Beber antes de sentir sede, pois esta indica que a desidratação já começou.
- Ter sempre à mão, no trabalho, no automóvel, ou em outra situação, uma garrafa térmica com líquido que possa ser bebido.
- Nunca esquecer que as crianças e os idosos, devido à fragilidade de seu equilíbrio hidroeletrolítico, precisam de mais cuidados que os adultos no que se refere à hidratação.

A necessidade de hidratação pode facilmente ser equacionada pela maioria das pessoas. Paradoxalmente, talvez ainda constitua um problema médico por ser matéria que não parece tão perigosa ao leigo.

11

AUTOPOLUIÇÃO

Vivemos numa época de grandes conquistas tecnológicas. Infelizmente, a algumas delas correspondem efeitos negativos, tais como a poluição, que prejudica nossa respiração (por ar comprometido), nossa alimentação (pela adição de pesticidas às plantações e de conservantes, hormônios e antibióticos aos alimentos que ingerimos) e nossa audição (pela exposição a um número de decibéis prejudicial ao nosso aparelho auditivo). Se, por um lado, apenas parcialmente, podemos evitar esse tipo de poluição que nos é imposto, por outro, temos todo o poder de nos preservarmos dos efeitos de elementos perniciosos à saúde, tais como fumo, álcool, café, drogas e automedicação.

Examinemos cada um dos fatores poluidores dos quais podemos defender-nos.

Fumo

A despeito de todos os esclarecimentos contidos em publicações médicas, divulgados à exaustão pela mídia e objeto de campanhas governamentais, o tabagismo continua bastante difundido entre jovens, adultos e idosos de ambos os sexos.

Ao penetrar nos pulmões, sangue e tecidos, o fumo, sendo poderoso oxidante celular, acelera o processo de envelhecimento. Ao contrair os vasos sanguíneos, aumenta a gordura no sangue, afeta o sistema circulatório, tira o viço da pele e contribui para o aparecimento de rugas precoces.

Uma das principais toxinas do fumo é o óxido de carbono, que reduz a capacidade de oxigenação das células e nos empobrece em vitaminas, especialmente as C, B e E.

As pessoas que fumam um maço ou mais de cigarros por dia correm duas vezes mais o risco de morrer de doenças do coração, enfisema pulmonar, câncer pulmonar, câncer de boca, de língua, de garganta e de estômago, do que os fumantes de cachimbo (isso não significa que estejamos, de alguma forma, preconizando o uso do cachimbo, a despeito de seu charme...). Recentemente, o câncer de pulmão na mulher vem tendendo a ultrapassar as estatísticas das de mama, causa mais frequente de morte em mulheres adultas. Felizmente, há melhora do estado de saúde em pessoas que deixam de fumar, antes que as doenças causadas pelo fumo se instalem no organismo de forma inexorável.

Álcool

Em estudos demográficos sobre longevidade, notou-se que metade da população que passou dos cem anos era consumidora de álcool em pequenas quantidades diárias. Quando bebido com moderação (200 ml de vinho ou cerveja, 50 ml de uísque ou de outra bebida destilada), o álcool pode ser benéfico à saúde. Um ou dois drinques por dia podem diminuir a angústia, promover relaxamento e proteger o organismo de algumas doenças cardiovasculares. É um vasodilatador e aumenta os níveis das gorduras sadias do sangue (HDL, o bom colesterol).

Especialmente nas pessoas que desempenham atividades físicas, se ingerido nas dosagens indicadas, o álcool é considerado um alimento. Embora de alto poder calórico (1 g de álcool tem sete calorias), não tem valor nutritivo, com exceção do vinho e da cerveja, que contêm um pouco de proteínas e alguns minerais.

O consumo de grande quantidade de álcool pode causar inúmeros efeitos prejudiciais, inclusive a morte. O álcool tem ação negativa sobre a saúde, em geral, e pode levar à dependência. Ele age especialmente sobre o cérebro, reduzindo a quantidade de neurotransmissores como a acetilcolina, o que pode causar o enfraquecimento da aprendizagem e da memória. Além disso, provoca distúrbios hepáticos, anemia, impotência sexual, degeneração do sistema nervoso periférico, gastrites crônicas, fígado gorduroso (esteatose hepática), aumento da coagulação sanguínea e do açúcar no sangue. A maioria dos acidentes de trânsito é causada pela bebida. Em pessoas idosas ou adultas, o álcool é, muitas vezes, combinado com tranquilizantes e soníferos, o que potencializa seus efeitos e pode levar à morte.

Café

O café, o chá preto, a coca-cola, o chocolate e alguns analgésicos do tipo café-aspirina contêm cafeína, uma droga (metilxantina) e um diurético que nos empobrece em cálcio, potássio, zinco e em vitaminas C e do grupo B. A cafeína interfere em nosso ritmo circadiano, mexendo com uma série de hormônios, especialmente em pessoas sensíveis, como os idosos. O chá preto, com tanino, além de possuir, dependendo de sua variedade, de um quarto a meio da cafeína presente no café, interfere na assimilação do ferro.

Uma xícara de café contém, em geral, 100 mg de cafeína. Antes de bebê-la é bom pensar que, embora seja um estimulante do sistema nervoso simpático, seu efeito dura pouco. Passados 90 minutos de sua ingestão, o metabolismo se acelera além do normal. Quando tomamos uma xícara de café no meio da manhã, a cafeína superestimula o sistema simpático e, por volta das 15 horas, o ciclo diário da dopamina atinge o seu pico, o que normalmente deveria ocorrer às 19 horas. Essa situação antecipa o ciclo da serotonina, provocando um cansaço excessivo à tarde e um aumento anormal dos hormônios e neurotransmissores noturnos. Por outro lado, quando a cafeína é consumida após as 17 horas, o ciclo da dopamina é prolongado artificialmente e atrasa o início do ciclo da serotonina, causando insônia, excesso de produção de adrenalina e cortisol no sangue, além de depressão no repouso reparador celular e dos tecidos.

Em pessoas mais sensíveis à cafeína, dependendo do número de xícaras de café tomadas por dia, podem ainda ocorrer irritabilidade, angústia, depressão, tonteira, insônia, diarreia, úlcera, tremores, palpitações, hipoglicemia. Nas mulheres, segundo dados estatísticos, a cafeína pode provocar cistos benignos na mama. Do mesmo grupo da metilxantina, do qual a cafeína faz parte, existem outras drogas, como a teofilina do chá e a teobromina do cacau. Dessa forma, aqueles que não conseguem tomar apenas uma ou duas xícaras de café por dia, o que seria suficiente, podem substituí-lo por chá, chocolate ou café descafeinado. Em relação a este último, devemos assegurar-nos de que a descafeinização foi obtida por extração da água ou desidratação do café ou com a utilização de acetato de etila, produto químico que elimina a cafeína e não possui efeito cancerígeno. Outras opções, se não for possível evitá-lo por completo, incluem uso de cevada ou de misturas desta com café.

Drogas

Como é raro que pessoas idosas se droguem com cocaína, maconha, *crack*, vou abordar as drogas medicamentosas, ou seja, os remédios que ajudam os médicos a prevenir, curar, melhorar ou aliviar doenças. A automedicação, no entanto, constitui problema gravíssimo. Medicar-se sozinho ou por indicação de leigos (parentes, amigos, papos de cabeleireiro, sugestões de balconistas de farmácias) leva a consequências imprevisíveis. A grande maioria dos remédios tem efeitos colaterais mais ou menos importantes e cabe ao médico, e só a ele, avaliar sua indicação, dosagem e duração do tratamento. Alguns pacientes leitores de bulas se assustam com os possíveis efeitos colaterais de remédios prescritos por seus médicos, que tanto estudaram e que possuem ampla experiência profissional. Esses pacientes deveriam confiar em seus médicos e ter mais receio das doenças para as quais os medicamentos foram indicados do que dos efeitos colaterais descritos nas bulas dos remédios, que não levam em conta a história médica dos pacientes.

12

ESTRESSE

O conceito de estresse data do início do século XX. Com o tempo, transformou-se não só em termo de senso comum — estou estressado(a) — como, também, em problema de pesquisa científica. Quer usado pelo leigo, quer pelo médico/pesquisador, continuará a constituir parte importante de nossas vidas no século XXI.

Ainda que não seja fácil uma definição consensual de estresse podemos considerar que ela inclui todos os sinais produzidos pelo organismo como uma resposta psicológica a uma agressão de origem interna ou externa. *Stricto sensu*, o estresse não é uma doença, senão uma reação natural do organismo a situações de tensão física ou psicológica. No entanto, o estresse crônico causa uma série de problemas de saúde, tais como hipertensão, gastrite, úlcera, distúrbios intestinais, taquicardia, irritabilidade, insônia, cansaço, depressão ou mesmo câncer, devido à queda da imunocompetência do organismo.

O estresse acompanha o homem desde sua fase primitiva, quando os perigos eram resolvidos apenas de duas formas: lutando ou fugindo. Apesar da evolução por que passou, o ser humano guarda em sua bagagem genética a chamada "reação de luta ou de fuga", ou "lutar ou voar". Ainda hoje, reagimos à tensão e ao perigo como nossos ancestrais. São muitas as ameaças com que atualmente nos defrontamos: disputas acirradas no ambiente de trabalho, medo do desemprego ou da perda do poder, insegurança física da vida nas grandes cidades, situações que não podem ser solucionadas como faziam nossos ancestrais primitivos. É inadequado resolver uma disputa no trabalho usando a força bruta ou correndo. No entanto, nosso organismo não muda, senão exteriormente, sua resposta à situação conflituosa; a reação de "luta e fuga" continua sendo provocada, durante muitas vezes, dias, meses e anos. Ao estado permanente de alerta interior corresponde o estresse crônico que, como já mencionei, desencadeia patologias variadas e prejudica a qualidade de vida do homem, podendo levá-lo à morte.

É importante administrar o estresse, diminuindo seu impacto sobre o organismo. Em primeiro lugar, aprenda a desligar seu permanente "estado de alerta" (nem por isso expondo-se ao perigo...). Observe que aquela dor de cabeça e a irritação com fatos pouco relevantes, o coração acelerado (a não ser quando perto do ser amado...) ou a leve dor de estômago podem ser o aviso de que você está "acendendo as duas extremidades da vela ao mesmo tempo" em algum setor da vida. Procure descobrir quais as atividades (em casa ou no trabalho) que lhe provocam irritação ou impaciência. Será que elas não podem ser realizadas com um pouco de bom humor ou transferidas para outra pessoa?

Em segundo lugar, aprenda a reconhecer seus próprios limites e não se exponha a realizações de que não se sinta capaz. Aprenda a recusar-se a fazer algo com que não concorda e a dizer "não" ao pedido inaceitável de um amigo. Administre seu dia a dia. Defina objetivos de vida, mas não se deixe sufocar por eles. Estabeleça prioridades, evite prazos curtos para cumprir tarefas e não atole seu dia com compromissos. Não se deixe enredar pela tecnologia dos meios de comunicação. São utilíssimos, mas não precisamos estar 24 horas por dia ligados a eles.

Tenha seus momentos zen; desligue-se de tudo. Não se descuide do lazer. Tenha amigos com quem possa manter uma boa conversa e, até mesmo, desabafar, se necessário. Recomendações como essas não conseguirão resolver problemas financeiros, profissionais ou emocionais, mas trarão a tranquilidade e a energia necessárias para lidar com eles. E, se a situação é crítica, não hesite em procurar ajuda profissional; há casos graves em que é necessária a prescrição de medicamentos capazes de controlar o estresse.

Finalmente, tomei emprestadas do dr. Robert Elliot, da Universidade de Nebrasca (EUA), algumas "dicas", que partilho com meus leitores: lembre-se de que todas as coisas são "pequenas"; pense: tudo vai passar; tome suas próprias decisões; não permita intromissões em sua vida; adira à pontualidade e à disciplina, pois a desorganização destrói; durma bem à noite e uma sesta de 30 minutos após o almoço também é aconselhável; tire férias; mantenha-se ocupado(a) física e mentalmente; desconecte-se 15 minutos diariamente, em lugar confortável e tranquilo; pense que as coisas mais importantes são a saúde e a morte; medite sobre elas e administre-as como merecem.

13

SAÚDE E QUALIDADE DE VIDA

Saúde é o maior patrimônio do ser humano e o melhor investimento que se pode fazer. Difícil negar que, para a maioria dos cidadãos brasileiros, esse investimento é proibitivo, a não ser submetendo-se ao precário atendimento dos hospitais públicos, com longos períodos de espera e qualidade, por vezes, duvidosa. Essa maioria excluída enfrenta os obstáculos porque precisa cuidar-se para estar "apto" para o trabalho, fonte de sua sobrevivência. No entanto, há muitos clientes que frequentam consultórios particulares e que comentam os altos custos das consultas, dos exames médicos, dos planos de saúde, ao mesmo tempo que ostentam joias valiosas, vestem roupas e acessórios de grifes, falam sobre viagens e residências internacionais, a bela casa na Serra, a deslumbrante mansão de Angra, festas que dão semanalmente, lanchas e helicópteros que possuem, trocas frequentes de carros e problemas de criadagem... Seguramente, esses investimentos dão prazer mas costumo indagar-me de que forma esses clientes imaginam desfrutá-los se lhes faltar saúde? Indagação cuja resposta é única: sem saúde, de nada vale o "ter".

Segundo a Organização Mundial da Saúde (OMS), saúde constitui um estado de bem-estar completo do ponto de vista físico, mental e social e não uma simples ausência de qualquer enfermidade. À definição de saúde da OMS, o médico indiano Diepak Chopra acrescenta o bem-estar espiritual, condição para que a pessoa experimente alegria e satisfação de viver em plenitude. O bem-estar espiritual propicia sentimento que reúne sensação de juventude, animação e felicidade. Infelizmente, no Brasil, esse sentimento é privilégio de poucos. Estatísticas indicam que saúde precária e baixo nível socioeconômico caminham juntos. E é na população pouco aquinhoada materialmente que se encontram presentes várias contraindicações médicas, como a vida em condições de poluição externa e interna. A poluição externa é representada por exposição a variados fatores insalubres do meio ambiente, como a sonora, o contato com pesticidas domésticos, com materiais insalubres e, de outra natureza, a insegurança gerada pela bandidagem. A poluição interna está ligada ao que se ingere. São alimentos cultivados com aditivos químicos; alimentos de origem animal em que o animal foi "turbinado" por hormônios; consumo de drogas e automedicação. Para se ter uma ideia da facilidade de contaminação humana, por via de poluição externa e interna, vale mencionar algumas estatísticas: há cerca de 35 mil pesticidas, dois a três mil aditivos químicos e oito a dez mil medicamentos.

Ao se tratar de saúde é importante contemplar a qualidade de vida. Além de englobar aspectos rotineiros da vida cotidiana, a qualidade de vida leva em conta oportunidades que podem emergir ao acaso. Mas, na verdade, não há consenso no entendimento de qualidade de vida. Contudo, Flanagan desenvolveu uma escala de qualidade de vida com cinco dimensões: bem-estar físico e mental; relacionamentos; atividades comunitárias e cívicas; desenvolvimento e realização pessoal; e recreação. Aplicando sua escala, Flanagan chegou a resultados que, de forma sucinta, passamos a relatar. Os maiores níveis de qualidade de vida encontraram-se entre membros do sexo feminino, indivíduos casados (aí incluindo-se as relações estáveis), proprietários de moradia, pessoas que valorizavam a saúde e os que relatavam a capacidade de poder arcar com despesas de casa e ter tempo para o lazer. A satisfação de viver relaciona-se ao poder de liberdade e autossuficiência, diretamente ligadas à capacidade de poder fazer o desejado, ir e vir sem impedimento por doenças ou invalidez. A meu ver, a qualidade de vida de uma pessoa é estar consciente de seu bem-estar, acreditar no poder supremo, ter sonhos, dar e receber amor, ter prazer em aprender, aprimorar-se e ajudar os outros a fazê-lo, acordar bem disposto a cada dia e, com alegria, estar pronto para enfrentá-lo.

14

ATIVIDADE FÍSICA PARA OS IDOSOS

Com o aumento da idade, o indivíduo se torna menos ativo, diminuindo suas capacidades físicas. Com isso, começam a aparecer o sentimento da velhice, o estresse e a depressão a ele associados, criando-se um círculo vicioso. O idoso reduz sua vontade de exercitar-se, piorando ainda mais o seu condicionamento físico. Aparecem doenças crônicas que contribuem para acelerar o envelhecimento.

A maioria dos efeitos do envelhecimento, no entanto, ocorre por imobilidade e não por doenças crônicas. Tanto especialistas em medicina do esporte quanto geriatras podem prescrever corretamente exercícios para o indivíduo da terceira idade, na medida em que conhecem as características gerais do envelhecimento. Nessa idade, um programa de exercícios deve estar dirigido para melhoria da capacidade física do indivíduo, mas também para a maximização do contato social e para a redução de problemas psicológicos como a ansiedade e a depressão.

A prescrição de exercícios físicos para os idosos precisa considerar certas características típicas da idade. Algumas preocupações que devem estar presentes no planejamento do programa de exercícios dizem respeito à sua maior tendência à fadiga, a distúrbios do equilíbrio, à diminuição da força física e da coordenação. A prescrição do exercício, no entanto, depende dos seus objetivos, das necessidades do indivíduo, de seu estado de saúde e condicionamento físico. Após os 40 anos, pessoas sedentárias não devem começar a se exercitar sem controle cardiológico e ortopédico. Aliás, antes de iniciar qualquer atividade física (por exemplo, correr, levantar pesos ou utilizar-se de aparelhos de ginástica), todo indivíduo deve ser submetido a uma avaliação médica cuidadosa.

Em geral, as prescrições para pacientes adultos são válidas e apropriadas para o idoso. O programa para os idosos deve, no entanto, incluir atividades aeróbicas de baixo impacto nas estruturas musculares, esqueléticas e articulares, e ser realizado com intensidade mais moderada e de forma gradual. Esses cuidados permitem adaptação ao treinamento. De modo geral, o objetivo fundamental do programa de exercícios para o idoso é o fortalecimento da musculatura, com incremento de massa e força muscular, o que contribui para evitar quedas. Para estimular o aumento da densidade óssea é importante que a massa muscular seja forte. Alongamentos, movimentos articulares e caminhadas em ritmo rápido (com autoadaptação ao ritmo de caminhar sem se cansar) fazem parte das atividades indicadas para os idosos, ajudando a evitar lesões e a manter a mobilidade articular.

Em síntese, as recomendações básicas para pessoas idosas em relação aos exercícios físicos são:

1. Realizar atividades físicas de intensidade moderada durante período diário de 30 minutos a 1 hora.
2. Usar roupas leves ao se exercitar.
3. Comer pouco antes de começar a se exercitar.
4. Fazer exercícios de forma continuada porque a suspensão da atividade física por quatro se-

manas leva a uma perda de 32% da força já adquirida.
5. Ser assistido por fisioterapeutas e professores de ginástica habilitados para treinar pessoas idosas, com supervisão médica.

O idoso deve saber que envelhecer é uma arte e que é importante conhecer suas potencialidades e seus limites.

15

LAZER DO IDOSO

O lazer é importante em qualquer idade, embora o tempo para desfrutá-lo aumente após a aposentadoria quando, ainda que em minoria, uma parcela de idosos se vê desobrigada do trabalho remunerado. Essa parcela privilegiada nem sempre se encontra apta para usufruir o acesso ao tempo livre. Ao longo da vida, a organização social condicionou-a a mobilizar suas forças vitais, sobretudo para o trabalho e a família, sem preocupar-se em prepará-la para usufruir saudavelmente o tempo adicional de que passa a dispor.

A aposentadoria muitas vezes provoca crises. A "desocupação" pode, por exemplo, ser compensada pela comida, principalmente nas mulheres e, pela bebida, nos homens. Estes podem tornar-se hipocondríacos ou tristes, sem conseguir explicar o porquê. Muitas mulheres se tornam babás dos netos e se entregam totalmente às solicitações dos filhos para assumir novas tarefas domésticas. Isso as leva a se descuidarem. Inúmeros homens se entregam ao sedentarismo, lendo jornal ou permanecendo o dia inteiro em frente à TV ou ao computador. O quadro vem mudando, com transformações significativas nas formas pelas quais a pessoa idosa começa a escolher atividades que, de fato, possam qualificar-se como lazer.

O lazer deve ser entendido e aproveitado pelo(a) idoso(a) de três modos: como descanso, divertimento e recreação, e desenvolvimento pessoal.

Como descanso, o lazer propicia oportunidade de reparação de desgastes físicos e mentais, provocados pelas tensões das obrigações cotidianas.

O divertimento e a recreação têm como função anular o tédio e a monotonia. Tenho observado entre meus pacientes, na grande maioria as mulheres, a preocupação de sair com mais frequência, de se associar a clubes onde encontram ambiente propício para trocar ideias, jogar cartas, fazer cursos, além de praticar atividades físicas supervisionadas, entre as quais incluo, como das mais importantes, natação e hidroginástica. Dependendo do gosto e do desenvolvimento cultural, visitam exposições, museus, viajam, vão a cinemas, concertos, *shows* musicais, conferências e costumam assistir a praticamente todas as peças de teatro em cartaz.

Embora o divertimento e a recreação também contribuam para o desenvolvimento pessoal, quando nos referimos a ele pensamos em formas de participação social mais livres, de engajamento em ações que reflitam vivência da cidadania, de prática de atividades artísticas e intelectuais variadas.

As universidades abertas à terceira idade, ou escolas para essa faixa etária, constituem uma nova opção de inclusão do idoso na sociedade. A frequência a essas instituições não tem por objetivo a obtenção de diplomas e sim a possibilidade de o idoso integrar-se aos novos tempos, de atualizar-se criticamente quanto à situação socioeconômica, política e cultural de seu país e do mundo, de encontrar vários tipos de pessoas, de fazer novas amizades.

Como aludi no início, a maioria dos idosos, mesmo aposentados, não pode dispor do tempo extra como bem entenda. Necessita dedicar-se a uma segunda ou terceira atividade, como trabalho autônomo, ou lides domésticas e familiares. O baixo poder aquisitivo é fator limitador de práticas de lazer, tanto quanto problemas de saúde, dificuldades de locomoção e falta de segurança, principalmente nos centros urbanos.

Lamento sentir que, até no trato de assunto que considero leve e que sugere prazer, é com um travo de melancolia e impotência que o concluo, por saber que inúmeros idosos não podem desfrutar do direito ao lazer.

16

ENVELHECIMENTO DA PELE NO VERÃO

No verão, o organismo humano é solicitado a adaptar-se a temperaturas altas. A pessoa idosa, mais frágil, pode ter mais facilidade de se descontrolar metabolicamente. O clima quente acelera as perdas de líquido; daí a preocupação especial com a hidratação. A adaptação térmica do ser humano num ambiente quente provoca a dilatação vascular generalizada, causa sensação de tontura, fraqueza e a transpiração por poros dilatados. Este último mecanismo é para refrescar o organismo quando a transpiração se evapora, mas não é suficiente.

Deve-se tomar algumas medidas para maior conforto. É recomendável que as pessoas, principalmente as mais idosas, só saiam de casa em dias quentes quando absolutamente necessário ou saiam bem cedo ou ao entardecer.

Nesses dias, deve-se dar atenção à reidratação. Não se deve esperar sentir sede, pois neste caso o organismo já está desidratado. Rotineiramente, deve-se ingerir líquidos como água, água de coco, sucos de frutas, chás de ervas, sucos de legumes e leite, entre 2,5 a 3 litros por dia. A quantidade parece exagerada, mas chega-se a ela paulatinamente. Para quem sente fraqueza num dia quente, basta repor líquidos para revigorar-se. E respeitar princípios como beber líquidos ao acordar, em pequenos goles, fresquinhos e frios, não gelados nem muito quentes, e não beber durante as refeições. Se for necessário, não mais de meio copo.

Exposição nociva ao sol

A pele assegura a proteção do organismo em relação ao meio ambiente e desempenha um importante papel de intermediação entre o meio externo e o interno do organismo. A função biológica da pele é múltipla: isolamento físico e proteção do organismo, regulagem térmica e hídrica, proteção contra as variações da atmosfera, umidade, radiações etc. Juntamente com o cabelo, as glândulas sudoríparas e sebáceas, as terminações nervosas e o sistema de irrigação sanguínea, ela é, certamente, o mais complexo entre todos os órgãos.

Mas sua função social é também importante. A modificação da pele, com o passar do tempo traduz, às vezes em primeiro lugar, a idade biológica do organismo, muito mais que a sua idade cronológica.

De repente, observamos, entre nossas relações, modificações no *look*. Algumas pessoas adquirem um ar velho, enquanto outras mantêm um ar juvenil. Esta imagem é consequência de vários fatores. Um deles, o mais importante, é provocado por nós: exposição inadequada ao sol.

Se observarmos a pele (branca, morena, ou negra) fina, delicada, com poros quase invisíveis, localizada embaixo das axilas e a compararmos com a dos antebraços e nos decotes, notaremos uma grande diferença. Parecem pertencer a outra pessoa, com outra idade.

No Brasil, país tropical de lindas praias, impera o culto ao sol. Quase todos, em especial as mulheres, adoram bronzear-se (sim!) até torrar (não!), sem imaginar que o inimigo número um da pele, o agente mais ativo na formação de rugas, é o sol. Ele resseca e provoca manchas amarronzadas, que podem ser retiradas por dermatologistas, e manchas brancas, irreversíveis. Ano após ano, os raios solares atuam sobre o colágeno e a elastina, e o tecido conjuntivo da pele torna-se menos elástico e mais frágil.

Quando uma pessoa se expõe ao sol, dá-se um fenômeno em que as células de melanina (o pigmento que determina a cor) começam a "correr" em direção à superfície (epiderme), para captar os raios ultravioleta antes que eles penetrem em camadas mais profundas da pele. O bronzeamento adquirido pelas pessoas, após horas de exposição ao sol, é resultado do fenômeno de movimentação das células de melanina em busca dos raios ultravioleta.

Em ordem cronológica, vem o golpe do sol, o bronzeamento, as rugas, as manchas e, finalmente, o ataque ao DNA (material genético) que abre a porta para o câncer de pele.

O preço da cor bronzeada, de "saúde" e beleza, sai caro para as mulheres. Quando se aproximam dos 40 anos, às vezes até menos, percebem as rugas, a secura da pele, a perda da elasticidade, as manchas.

Explicar os perigos da exposição exagerada ao sol não significa ignorar sua importância como uma de nossas principais fontes de energia. Nenhum especialista recomenda deixar de sair de casa ou de ir à praia, pois o sol é indispensável à vida. É nossa única fonte de calor.

Exposição saudável ao sol

Como contribui para a formação da vitamina D, importantíssima para a saúde dos ossos, o sol também tem efeitos benéficos no tratamento de doenças como a psoríase, eczemas e caspa. Seus malefícios só são provocados por pessoas que a ele se expõem exageradamente e em horários impróprios. No verão, até as 9 horas, ou depois das 16 horas e, no inverno, até as 10 horas e depois das 15 horas, não há perigo na exposição ao sol. Mesmo dentro desses horários, a pele deve ser coberta com cremes hidratantes e protetores solares que, embora permitam o bronzeamento, absorvem e dispersam os raios ultravioleta. Convém não esquecer que a água do mar, a de piscinas, a de riachos, a de cascatas e a neve também refletem perigosamente o sol sobre a pele.

O filtro solar deve ser aplicado como rotina, ao sair-se de casa, sobre as partes descobertas da pele: rosto, nariz, lábios, pescoço, colo, nuca e orelhas (caso não estejam protegidas pelo cabelo), braços, antebraços, mãos e pernas. O filtro é aplicado, pelo menos, meia hora antes de se sair, tempo necessário para que reaja quimicamente com a pele. Ele não só a protege do sol, mas da poluição, do vento frio, do ar seco externo, assim como do ar condicionado.

Os homens também devem dar atenção à pele. Como assumem cada vez mais uma certa preocupação com a aparência, devem saber que o envelhecimento é agravado por dois fatores específicos: o uso frequente do barbeador e a calvície. Nem sempre acontece de a pele masculina ser mais rígida ou mais resistente que a feminina. A pele do rosto dos homens é quase sempre agredida pelo barbeador, que remove a camada protetora e células mortas ou vivas. Com isso, torna-se mais frágil à agressão solar. A calvície, por sua vez, deixa o couro cabeludo desprotegido e, portanto, exposto à agressão solar. Não é recomendável aos homens começar a usar, por si próprios, cremes, protetores solares e produtos da linha feminina.

Como os laboratórios de cosméticos perceberam essa tendência e interesse do sexo masculino, criaram linhas especiais de produtos, que devem ser aplicados somente com a recomendação de um dermatologista. De resto, os cuidados com o sol e o envelhecimento da pele masculina são quase iguais aos da mulher, atenção especial devendo ser prestada à pele da nuca e à das orelhas que, nos homens, raramente são protegidas pelos cabelos.

Num país como o nosso, de tantas misturas de raças e onde a negra é a mais representativa, algumas observações sobre o envelhecimento desta se fazem necessárias, como veremos no próximo "comprimido". A pele é pigmentada por uma proteína, a melanina, produzida pelas estruturas chamadas melanócitos. A população negra tem um pouco mais de melanina, mas a diferença de cor é resultado da dispersão e não da quantidade de melanina. Esta dispersão, em seres humanos, é geneticamente determinada. A pele ser negra, cor de caramelo, chocolate, ou branca pálida, depende do grau pelo qual os genes governam essa dispersão.

Estudos entre as peles dos pacientes negros e dos de cor branca observaram que há uma preservação do sistema elástico na dos negros, pois a melanina na epiderme tem como função proteger a derme dos raios ultravioleta. A dispersão natural da melanina na pele escura retarda a formação das rugas e preserva a sua elasticidade diminuindo o ritmo da desintegração da elastina, induzida pelo sol. A vantagem de se ter pele negra é a baixa incidência em adquirir câncer de pele, mas não exclui outros problemas.

17

ENVELHECIMENTO DA PELE NEGRA

A pele é pigmentada por uma proteína, a melanina, produzida na pele do corpo humano pelas estruturas denominadas melanocites.

Ocasionalmente, pessoas de pele negra têm um pouco mais de melanina que as não negras. No entanto, não é a maior quantidade de melanina que faz a pele ser escura. A coloração depende de como a melanina está dispersa. Um exemplo: peguemos dois copos com água, representando duas células de pele. Adicionemos a cada copo uma gota de tinta de caneta-tinteiro. Se deixarmos um copo parado com a gota de tinta, esta não se dispersará e a água continuará predominantemente clara. Se no outro copo misturarmos a gota de tinta na água, esta mostrar-se-á consideravelmente mais escura. A diferença de cor resultante é devida à dispersão e não à quantidade de tinta desigual em cada copo. Em seres humanos, a dispersão da pigmentação é geneticamente determinada. A diferença entre uma pele negra, morena ou branca depende da forma pela qual os genes governam a dispersão de suas pigmentações.

Como vimos anteriormente, estudos comparativos sobre a pele de pacientes de cor branca e de cor negra observaram a existência de uma preservação do sistema elástico nos pacientes negros, pois a melanina na epiderme tem como função proteger a derme dos raios ultravioleta. A maior vantagem da pele escura é sua natural resistência aos estragos da luz solar. A pele branca bronzeada representa os esforços que a pele clara faz para atingir o mesmo nível de proteção da qual se beneficia, naturalmente, a pele negra. Pessoas de cor escura podem queimar-se tomando sol, mas em grau bem menor que as de pele clara. A dispersão natural da melanina em pele escura retarda a formação de rugas e diminui o ritmo de desintegração da elastina, induzida pelo sol. Quando a elastina é prejudicada, o resultado é flacidez da pele que provoca repuxo do tecido muscular por ela coberto.

A pele negra também envelhece, fica enrugada e torna-se flácida. Sua vantagem é que, estatisticamente, isso acontece menos e mais tarde, em termos de idade cronológica. Melhor, ainda, é a baixa ocorrência de câncer de pele em pessoas negras.

Infelizmente, a pele negra apresenta outros problemas. O mais comum é a cicatrização com formação de queloide. Não que isso ocorra, necessariamente, em cortes acidentais ou em caso de cirurgias plásticas. Trata-se, apenas, de problema cuja incidência é mais frequente em portadores de pele negra do que nos de branca. Por essa razão, é importante que pessoas de pele escura tomem muito cuidado antes de se submeterem a qualquer procedimento na pele. Que consultem, previamente, um dermatologista, esteticista, ou cirurgião e ajam com muita cautela antes de se decidirem a fazer cirurgias plásticas, implantes de silicone, remoção de cicatrizes ou de marcas, *lifting* da face, correção das pálpebras e, especialmente, *peeling* cirúrgico ou químico. Essas práticas podem desfigurar indivíduos predispostos a produzir queloides.

Outra tendência da pele negra é a de tornar-se mais clara, ou mais escura, após inflamações agudas, como queimaduras, acne, erupção urticariana e outras. Quando se produz uma despigmentação, que seja de meu conhecimento, nada pode ser feito para corrigi-la. Em caso de hiperpigmentação, muitos produtos podem ajudar. Para preveni-la, no entanto, um alerta aos portadores de acne: informem-se bem com os profissionais que os tratam sobre se os produtos prescritos contêm resorcina, porque esta pode escurecer a pele ainda mais.

Ultimamente, observa-se um aumento nas pesquisas, com consequente melhoria da qualidade e variedade de cosméticos para a mulher negra. Refiro-me tanto aos produtos de maquiagem quanto aos específicos para cuidar e manter a beleza da pele.

Independentemente da cor, a pele bem cuidada, protegida da poluição, dos raios solares, bem hidratada, fica bonita, viçosa e com aparência jovem.

No caso da pele negra, concordo com o popular brado americano: *"Black is beautiful"*, em português, "Negro é bonito"!

18

INCONTINÊNCIA URINÁRIA NA MULHER IDOSA

Embora a incontinência urinária possa surgir numa mulher adulta, ou mesmo jovem, estatisticamente, é na fase mais avançada da vida que uma, em cada cinco mulheres, sofre ou vem a sofrer desse distúrbio. Deve ser cuidado desde o início, quando a pessoa percebe uma perda involuntária da urina, evitando que esta se torne mais frequente ou que aumente em volume.

Antes de tratada, o médico tem que definir o tipo de incontinência urinária de que a paciente sofre: de esforço, por emergência ou mista.

A incontinência de esforço é a mais comum e fortemente ligada a esforços que aumentam a pressão intra-abdominal. Pode ocorrer durante um forte e prolongado riso, após uma tosse, um espirro ou qualquer esforço físico. Quanto mais tarde for tratada, mais involuntária se tornará, podendo ser provocada por uma simples caminhada ou pelo ato de levantar-se de uma cadeira.

A incontinência por emergência, às vezes chamada de emergência urinária, é identificada por vontade muito forte de urinar, e cólica no baixo ventre. É favorecida por certos estímulos sensoriais como barulho ou contato com água, emoções, orgasmo. O estresse também favorece a incontinência urinária. Mas deve-se pesquisar com atenção essas "vontades" de urinar que, com frequência, podem camuflar infecção, doença vesical ou distúrbio neurológico.

A incontinência mista apresenta sintomas dos dois tipos, em proporções variadas. O exame urodinâmico, que mede a pressão dentro da bexiga e da uretra e o débito urinário, permite determinar sua causa.

Entre os motivos mais frequentes da incontinência urinária estão: (a) partos não acompanhados por cuidados médicos, ruptura ou relaxamento da musculatura perineal e partos praticados por fórceps, sem assistência posterior; (b) menopausa, que pode favorecer seu aparecimento ou agravamento; (c) prática de certos esportes como trampolim, *step*, corda, *cooper*, equitação ou ginásticas mais violentas. Atividades físicas como ciclismo estático, natação, hidroginástica, ginástica leve e yoga podem ser praticadas sem perigo.

Quanto a tratamento, no momento, existe uma gama reduzida de medicamentos indicados para incontinência urinária, medicamentos estes restritos a recomendação por especialistas (urologista, ginecologista em parceria com clínico geral, ou geriatra). A forma de tratamento depende do tipo de incontinência urinária e do seu estado de evolução. Para incontinência de esforço, costuma indicar-se a reeducação perineal. Mas, se as perdas urinárias continuarem, de acordo com a paciente, pode-se recorrer a cirurgia. A prevenção da incontinência pode ser obtida por exercícios praticados em casa, cujo objetivo é manter ou fortificar a tonicidade do períneo. Esses exercícios são eficazes, embora pouco praticados no Ocidente, onde existe certo pudor em relação à região perineal. Ao contrário, para as mulheres asiáticas, esses exercícios são de prática diária e iniciados bem cedo. Por isso, raramente, elas apresentam incontinência urinária. Para manter a tonicidade de seu períneo, pratique, diariamente, o seguinte exercício: contraia os músculos em torno da vagina e do ânus, em séries de dez contrações de dois segundos cada, realizadas preferentemente de pé e sem contração da musculatura abdominal. Caso o problema persista, já se conta com um tipo de cirurgia, desenvolvido há cerca de cinco anos — a TVT (Tenciona Free Vaginal Tape) —, que se mostrou eficaz. Realizada com anestesia geral, consiste na colocação de uma prótese de sustentação (bandeleta de prolene) embaixo da uretra. A TVT está a caminho de substituir quase todos os outros tipos de cirurgia praticados em casos de incontinência de esforço. Quando a indicação cirúrgica consiste na melhor alternativa, depois de consideradas todas as possibilidades de tratamento, estudos demonstraram que ela pode melhorar a qualidade de vida da paciente em cerca de 95% dos casos. Esse resultado não significa que a paciente torne-se completamente incontinente. Cerca de 20% das operadas ainda podem perceber algumas perdas residuais de urina, embora a TVT permita que elas reconquistem uma vida social satisfatória.

A incontinência conhecida como emergência urinária é tratada, principalmente, com remédios capazes de acalmar ou de impedir as contrações da bexiga. Raramente, nesse tipo de incontinência recorre-se a cirurgia. No entanto, quando os tratamentos medicamentosos mostram-se ineficazes, já se conta com uma nova técnica terapêutica. Trata-se de uma espécie de marca-passo que estimula as raízes dos nervos que atuam sobre a musculatura vesical. Essa técnica poderia evitar intervenções cirúrgicas mais complicadas, mas tem somente quatro anos de experiência, tempo insuficiente para considerá-la plenamente segura.

Um alerta! Mesmo as pessoas que sofrem de incontinência urinária devem ingerir a quantidade recomendada de líquidos — dois a três litros por dia —, continuando a hidratar-se adequadamente. Para não perder urina, basta ir ao banheiro espontaneamente, com mais frequência, para esvaziar a bexiga, não a deixando cheia, em tensão, pronta para "aprontar" perdas indesejáveis...

19

SEXO NO IDOSO

Tendo em vista que este tema tem sido bastante popularizado pela mídia, não esperem novidades extravagantes, senão sua abordagem por profissional capaz de validar o que você, leigo, já pode conhecer por canais não especializados. Minha contribuição, portanto, não esgota o que possa ser conversado, diagnosticado e prescrito num consultório médico.

As pessoas idosas não são apenas o vovô e a vovó de seus netinhos, como muitos ainda insistem em tratá-las. Tal concepção cultural é anacrônica e preconceituosa, desprovida de qualquer base científica, embora presente nas representações sociais de grande parte de jovens e dos próprios idosos. Trata-se de falácia, como tantas outras que tornam o idoso parte de um grupo social "excluído" em função do fator idade.

Observa-se que o Brasil começa a preocupar-se com o problema da inclusão social de "minorias" (algumas majoritárias), representadas por cor/raça, nível econômico, sexo e, com menos intensidade, idade. Daí, a pertinência de tentarmos destruir alguns estereótipos que acompanham o estrato social idoso.

Cabe esclarecer, em primeiro lugar, o que consideramos sexualidade. Nosso conceito é bastante inclusivo, ultrapassando o ato sexual *stricto sensu,* amplo o suficiente para abarcar demonstrações, tais como carícias, palavras doces e apaixonadas, cumplicidade e outras formas de expressão sensual.

A experiência de casais idosos mostra que eles, às vezes, viveram os mais belos anos de sua existência ao entardecer da vida, com a troca de afeto, fundamental para que a velhice seja tão feliz quanto outro qualquer período da vida. Estar namorando, abraçando, beijando, isto é, desempenhando ações que representam sexualidade, deve ser prática diária. É fundamental, para qualquer casal, de qualquer idade, e deve ser alimentada sempre, pois sexo faz parte do ato de viver saudavelmente. A chegada dos 50 ou 60 anos, a saída dos filhos de casa coincidem, muitas vezes, com uma fantástica renovação do casamento. Aqueles cuja vida sexual foi rica, frequente, imaginativa, harmoniosa e plena, assim a manterão ao envelhecer. Os demais, cuja vida sexual foi pobre e esporádica, o que me parece ocorrer com a maioria, só devem esperar que ela se deteriore ainda mais.

Não se pode ignorar a queixa comum de tantos clientes diante de uma vida sexual medíocre e decepcionante, que tende a desaparecer. Não se pode negar que existam obstáculos à vida sexual, próprios da idade, obstáculos estes que se restringem ao coito. Eles são de três ordens: psicológica, fisiológica e patológica.

Obstáculos psicológicos

Os obstáculos psicológicos existem, sobretudo, na cabeça dos outros; a noção da atividade sexual prolongada até uma idade mais avançada ainda choca muitas pessoas jovens. Crianças e, mesmo, adultos não imaginam a vida sexual de seus avós ou pais e tendem a negá-la.

Felizmente, os idosos, em geral, zombam da opinião dos mais jovens. Às vezes, no entanto, introjetam o preconceito deles, atitude mais frequente entre as mulheres, que sentem a perda da juventude de seus corpos. Esse sentimento está desaparecendo progressivamente, com o fantástico retardamento do envelhecimento, devido a cuidados constantes, perseverantes e produtivos que mulheres e homens dispensam a seus corpos. Mas as rugas do tempo não impedem que o indivíduo continue sendo objeto de desejo. Minha atividade cotidiana de consultório testemunha corpos esbeltos, ainda musculosos, plenos de vigor e desejáveis, aos 80 anos!

Obstáculos fisiológicos

Os obstáculos ditos fisiológicos são perfeitamente contornáveis.

A menopausa provoca, muitas vezes, uma secura ou, até, uma atrofia vaginal, suscetíveis de tornar relações sexuais dolorosas e até mesmo impossíveis. As terapêuticas hormonais locais (cremes ou cápsulas) podem trazer melhoras e permitir atividades sexuais bastante satisfatórias.

Para o homem, não existe um fenômeno tão marcante quanto a menopausa na mulher. No entanto, a secreção do hormônio masculino (testosterona) diminui progressivamente, embora de forma variável, de acordo com o indivíduo; certos homens de 80 anos apresentam taxas hormonais rigorosamente comparáveis às de adultos jovens, enquanto outros, de 40, ou até menos anos, registram uma queda hormonal altamente significativa. Na maioria dos casos, não é necessária qualquer reposição, senão quando aparecem sinais marcantes, do que se costuma chamar de andropausa. Nesses casos, depois de exame médico para verificar ausência de contraindicações ligadas, principalmente, a modificações prostáticas, os geriatras e/ou os urologistas podem prescrever um tratamento de reposição rigoroso. Na verdade, não existe impotência decorrente apenas de envelhecimento. Ao contrário da mulher, o homem mantém suas possibilidades de procriação até idade avançada. Exemplo eloquente é o de Charlie Chaplin, que gerou crianças perfeitas até uma idade respeitável. Recentemente, no entanto, demonstrou-se que a idade avançada do pai pode ser responsável pela ocorrência de má-formação de seus filhos. Quanto à mulher de idade avançada, está sujeita a gerar filhos com anomalias cromossômicas, das quais, a mais frequente, é a síndrome de Down, vulgarmente conhecida como mongolismo.

Obstáculos patológicos

A verdadeira impotência sexual pressupõe a existência de alguma doença. O exame médico permite, em cerca de 75% dos casos, identificar uma causa orgânica. As vasculares predominam largamente, sendo seus principais fatores de risco: o tabagismo, a hipertensão arterial, a hipercolesterolemia e o diabete. Fator agravante é o alcoolismo, quase sempre associado ao tabagismo.

Cerca de 25% dos casos de impotência devem-se a efeitos colaterais da ingestão de medicamentos, tais como diuréticos, anti-hipertensivos, psicotrópicos ou outros. Causas endocrinológicas, particularmente o hipogonadismo (insuficiência do funcionamento testicular com queda importante das taxas de testosterona), são mais raras.

Vale a pena prevenir os homens que intervenções na próstata, ou mesmo sua ablação, não provocam, necessariamente, quer impotência, quer suspensão do orgasmo. A modificação que ocorre é na ejaculação; sendo retrógrada, não é percebida pelo sujeito nem por sua parceira, embora esse fenômeno em nada prejudique o prazer do ato sexual. No entanto, intervenções ligadas ao câncer de próstata, ou medicamentos que inibem de forma definitiva a secreção testicular, são responsáveis por queda imediata de libido. Ao final de procedimentos como esses, pode-se propor ao paciente um tratamento específico, de acordo com a causa diagnosticada: correção dos fatores de risco vasculares, proibição de fumo, tratamento vasodilatador, suspensão e substituição de medicamentos passíveis de provocar impotência, reposição hormonal e outros. Mais raramente, recorre-se a injeções locais de drogas vasodilatadoras, que o próprio paciente aplica antes de ter relações sexuais. Este procedimento pode parecer horrível para alguns homens, embora outros se sintam com ele satisfeitos. Além dessas opções, pode-se usar um gel intrauretral que, quando bem aplicado, dá efeitos imediatos, assim como, mais raramente, recorrer à colocação de próteses penianas, cada vez mais sofisticadas. Se as medidas terapêuticas de hoje mostram-se satisfatórias, antevê-se a emergência de outras, cada vez mais eficazes, seguras e rápidas. Ressalte-se que qualquer desses tratamentos só deve ser adotado com assistência médica.

Uma abstinência prolongada pode provocar, no homem, diminuição de secreção dos hormônios masculinos e, na mulher, uma diminuição progressiva da libido. É por isso que os geriatras ensinam que a sexualidade das pessoas só se "gasta" quando não é usada.

Há estatísticas interessantes, que contrariam certos costumes relacionados com a idade e a expectativa de média de vida diferenciada por sexo, que incidem nas relações matrimoniais. De 60 a 64 anos, 84% dos homens ainda vivem maritalmente. Na mesma faixa etária, somente 67% das mulheres permanecem casadas, 22% já são viúvas, 4% divorciadas e 8% solteiras. Com 90 anos, ou mais, 36% dos homens buscam uma vida conjugal (formal, ou não), 58% são viúvos, enquanto apenas 4% das mulheres nessa idade têm marido e 83% já enviuvaram. O que se infere é que as mulheres, por sua esmagadora superioridade em esperança média de vida, pagam caro por seguir o costume de se casarem com homens de cinco a dez anos mais velhos. Esse costume vem-se alterando e os casos públicos de mulheres mais velhas que vivem com homens mais jovens parecem dar bastante certo, a despeito de ranços preconceituosos que começam a não afetar ambas as partes.

Casais cujos laços afetivos são mais ternos, mais profundos, mais duradouros, devem aprender a renovar, recriar, reflorescer uma vida sexual, geralmente, iniciada há um quarto e, às vezes, há meio século, ou mais. A familiaridade com o corpo do parceiro é que permite as audácias de cada um se dar cada vez mais ao outro, de forma absoluta, obtendo o prazer que leva o íntimo do casal ao sublime. O direito ao orgasmo não deve, entretanto, transformar-se numa obrigação de alcançá-lo. Nem tudo que é permitido deve ser obrigatório. Alguns casais idosos, muito unidos, envelhecem, às vezes, sem desejo de prolongar uma vida sexual que, provavelmente, deve ter sido sempre bastante discreta. Seu amor se satisfaz com relações de afeto intensas e de contatos tão ternos quanto castos. Ninguém tem direito de quebrar essa harmonia com conselhos, ou mesmo com prescrições intempestivas. Há que se respeitar o comportamento sexual de cada um, neste mundo mágico e caleidoscópico.

20

ANDROPAUSA

A andropausa é também conhecida como menopausa masculina ou climatério viril. É provocada pela incapacidade dos testículos de produzirem quantidades adequadas de testosterona e de espermatozoides.

A existência de distúrbios ligados à involução do aparelho genital masculino foi — e ainda é — bastante discutida entre muitos pesquisadores, uma vez que este fenômeno nos homens aparece bastante tarde, na maioria dos casos entre 50-60 anos, e não são tão característicos, pois não existe uma suspensão brusca da atividade hormonal.

No entanto, a andropausa trata-se de uma realidade clínica, biológica e hormonal.

Sua sintomatologia manifesta-se por distúrbios neurovegetativos como: ondas de calor, transpiração, tonteiras, dormências, dores de cabeça, coceira, insônia, sonolência diurna, palpitações, extremidades frias etc. Nas manifestações psíquicas podem-se apresentar estados depressivos, melancolia, irritabilidade emocional, diminuição da memória para nomes e números, diminuição da concentração, da energia física e do vigor. O paciente queixa-se de queda de cabelo ou cabelo ralo e fino, fraqueza muscular com perda da massa muscular e aumento da porcentagem da gordura corpórea.

Os exames laboratoriais indicam um declínio da testosterona livre (não ligada à proteína SHBG) numa intensidade maior que o declínio dos níveis da testosterona total. Estima-se que a taxa anual do declínio dos níveis da testosterona total livre chegue a 0,4% e 1,2%.

A diminuição da potência sexual vem gradativamente, com a queda da frequência sexual das ereções como também da diminuição da libido.

Para que ocorra a relação sexual com uma ereção de boa qualidade, bem sustentada e douradora e com uma penetração fácil e ejaculação normal, nessa fase da andropausa, o homem precisa ser estimulado de diversas formas. Como esta não ocorre com facilidade com os homens casados, uma vez que a esposa com idade próxima a do marido desenvolve novos interesses como ajudar os filhos e os netos, a relação acaba se deteriorando paulatinamente.

Estatisticamente, o maior número de adultérios ou de divórcios acontece nessa faixa etária masculina (50-60 anos), provocado pelo desejo do homem de reconquistar uma vida sexual de outrora.

Tratamento

Quando o diagnóstico da andropausa é confirmado e são afastadas as causas orgânicas, o tratamento de reposição hormonal com testosterona deve ser indicado. É muito importante a formulação, a dosagem, o controle periódico, pois o tratamento deve ser aplicado com muita cautela.

Atualmente podem ser encontrados no mercado implantes percutâneos (usados sob a pele) e transdérmicos (aplicados sobre a pele) em forma de adesivos (*patch*).

Os mais seguros e mais utilizados são os injetáveis em doses de 200 mg e 250 mg, com intervalos de 3 a 4 semanas.

A testosterona administrada por via oral mantém a substância atuando por curta duração, necessitando utilizá-la em três doses diárias. A testosterona em adesivos, na forma transdérmica, é aplicada na pele (ombros, braços ou costas) e são de fácil aplicação. O uso de implantes subcutâneos pode atuar por seis meses, mas não são tão seguros, pois o controle por dosagem no sangue surpreende com valores mais altos ou muito baixos, dependendo da sua absorção.

De qualquer forma, a terapia com testosterona no sexo masculino tem que ser feita sob rigoroso controle do especialista e com muita cautela, controlando sempre a próstata, pois a hipertrofia prostática ou câncer de próstata são as maiores contraindicações deste tratamento.

O benefício do tratamento de reposição não se resume apenas na melhora do desempenho sexual, mas também na recuperação da economia do organismo masculino, aumentando o vigor físico e psíquico, melhorando a memória, aumentando a força muscular e diminuindo todos os sintomas já mencionados.

A duração e a eficacidade do tratamento da andropausa é individual, com um mínimo de 6 meses. Geralmente, os pacientes solicitam a continuação do tratamento por um período mais longo, por se sentirem bem.

Uma melhora também significativa fora da reposição hormonal pode ser obtida pela dieta alimentar sem excesso de gordura, de sal e rica em proteínas, pela balneoterapia (SPA relaxante e sedativa), pelos exercícios físicos e pela terapia ocupacional.

21

MENOPAUSA

A menopausa é definida como a falência total da função ovariana resultando no fim da menstruação permanente. A ausência da menstruação por um período de 12 meses ininterruptos confirma o diagnóstico de menopausa.

O climatério é o nome que se dá para os sintomas que surgem durante a transição do período reprodutivo para o não reprodutivo da mulher.

A idade média para o início da menopausa nas mulheres brasileiras é aproximadamente de 47 anos, mas pode se estender por um período mais abrangente, entre 35-65 anos.

Segundo Zondek, dentro desse período há três fases: pré-menopausa, menopausa, pós-menopausa.

Há também um período conhecido como menopausa precoce e outro como menopausa tardia; cada qual com sintomatologia própria.

As reclamações mais comuns e mais frequentes são as ondas de calor ou fogachos, suores noturnos e distúrbios do sono. Seguem queixas como depressão, ansiedade, irritabilidade, diminuição da memória, falta de concentração, secura vaginal acompanhada de dispareunia (dor durante a penetração no ato sexual), queda da libido, prurido vulvar, às vezes corrimento vaginal, incontinência ou emergência urinária.

Estudos clínicos constatam que, embora seja um processo fisiológico que ocorre normalmente, a menopausa resulta em modificações profundas no organismo da mulher determinando quase sempre diversos sintomas clínicos com aparecimento de algumas doenças, entre elas a osteoporose, as doenças cardiovasculares, a hipertensão arterial, a atrofia urogenital, o ganho de peso etc. A deficiência hormonal estrogênica leva à secura e ao afinamento da textura da pele e ao aparecimento das rugas.

Apesar de todas essas manifestações, a menopausa não afeta necessariamente a sexualidade. O apoio psicológico, quando necessário, junto a medidas adequadas contrariam a ideia de que o sexo chegou ao fim. A sexualidade faz parte de uma vida saudável e a menopausa não é uma doença.

No período da pré-menopausa começam a ocorrer irregularidades no ciclo menstrual tornando-se mais abundante ou mais escasso, ou com períodos de ciclos irregulares acompanhados dos sintomas já apontados.

O período da menopausa é marcado pela parada total da menstruação acompanhada de parte ou toda a sintomatologia característica. E o de pós-menopausa é caracterizado pelos distúrbios psiconeurológicos, em especial, e pela evolução da osteoporose.

As dosagens laboratoriais mostram a diminuição progressiva dos hormônios, ou seja, os estrogênios, a progesterona e a testosterona.

A densiometria óssea do fêmur e do quadril é obrigatória neste período, assim como a mamografia de alta resolução com a complementação da ultrassonografia, caso necessário. O exame ginecológico (colposcopia + colpocitologia oncótica) é indicado no mínimo uma vez por ano. A ultrassonografia transvaginal é outro procedimento indispensável.

Todos esses exames laboratoriais mencionados têm o objetivo de avaliar o grau da osteoporose ou osteopenia, de detectar a presença de nódulos cancerosos na mama, bem como de eliminar suspeitas de tumores no útero.

A maioria das mulheres nessa fase de climatério tendem à depressão, causada pelo medo de envelhecer e pela percepção da menopausa como símbolo da decadência física e maior proximidade da morte. Além disso, a menopausa coincide normalmente com o crescimento e a independência dos filhos, a morte de familiares e a aposentadoria, situações que requerem ajustes emocionais difíceis para a mulher, podendo culminar em estados depressivos.

Algumas relatam satisfação pela interrupção dos ciclos menstruais. Para estas, a menopausa significa o alívio do desconforto causado por irregularidades e sintomas pré-menstruais (TPM). Não tendo mais o medo constante de uma gravidez indesejada, o prazer do ato sexual torna-se mais pleno e mais desejado.

A menopausa simboliza uma nova etapa, no entanto para algumas mulheres significa o sentimento de envelhecimento e de finitude.

Para outras não mais é do que a necessidade de rever conceitos e dar um novo significado à vida. A capacidade de lidar com essas questões refletirá na forma como a menopausa será vivenciada e, consequentemente, na própria qualidade de vida da mulher.

Tratamento

Não existe tratamento preventivo contra a menopausa, uma vez que ela é de instalação obrigatória e involutiva. No entanto, a prevenção da intensidade e da extensão dos distúrbios derivados da insuficiência ovariana pode ser feita.

A atitude médica deve individualizar a conduta de acordo com os sintomas e o quadro clínico de cada paciente. O médico deve informar os riscos, os benefícios e os efeitos colaterais da terapia de reposição hormonal.

Primeiramente, deve-se modificar os hábitos de vida, administrar um suporte psicológico e controlar os fatores de risco.

A orientação alimentar deve ter em vista o controle de peso, a restrição das gorduras, o aumento do consumo de alimentos ricos em cálcio, como medidas para prevenção da doença cardiovascular e osteoporose. Ultimamente, os alimentos ricos em derivados de soja e isoflavonas são indicados por seus efeitos benéficos nos sintomas como ondas de calor e osteoporose, independentemente de sua comprovação nas pesquisas clínicas.

A atividade física deve ser encorajada por sua ação benéfica sobre o controle de peso, da osteoporose e das doenças coronárias. Da mesma forma a redução, ou melhor, a interrupção do fumo é essencial.

A menopausa não é sempre sintomática, os sintomas, quando presentes, constituem o próprio climatério. Há pacientes que passam por esse período sem sintoma algum.

A terapia de reposição hormonal não deve se usada de maneira indiscriminada, nem aleatória; é importante que seja individualizada, de acordo com as necessidades de cada mulher.

É totalmente contraindicado o uso de hormonoterapia em câncer de mama e de útero, de no caso da paciente ter antecedentes de câncer nestes órgãos na família. Também em infarto agudo de miocárdio, em tromboembolia, em doenças hepáticas agudas, em sangramento genital de origem desconhecida.

A utilização do hormônio masculino é proposta quando se deseja melhorar a libido da mulher.

São vários os modos e as vias de administração, como a via oral, injetável, subcutânea e transcutânea com adesivos (*patch*), de uso contínuo ou cíclico (com administração descontinuada).

O modo ideal e a via de administração devem ser adaptados a cada paciente, garantindo o melhor aproveitamento e o menor risco, ou a ausência total de risco. É muito importante a integração médico-paciente neste tipo de tratamento.

Nem todos os sintomas ligados ao climatério e descritos anteriormente necessitam da terapia hormonal, pois ela pode ser perfeitamente substituída por outro tipo de medicação, basta ler os capítulos relacionados a envelhecimento da pele, osteoporose ou outros.

22

CONSULTA GERIÁTRICA

Todas as especialidades médicas estão relacionadas à geriatria, inclusive a pediatria e a obstetrícia.

Quando um obstetra recomenda a sua paciente que deixe de fumar porque o monóxido de carbono do cigarro ultrapassa a barreira placentária, afetando o endotélio vascular do feto, preparando-o para uma futura aterosclerose, ele pratica, de modo inconsciente, de fato, uma prevenção geriátrica.

O pediatra que estimula a paciente a amamentar seu bebê, com o leite materno, também pratica uma prevenção geriátrica.

A diminuição da natalidade leva a um crescimento significativo da população idosa. Em São Paulo, por exemplo, a média de fertilidade está em 2,2-2,3 crianças por casal, o que significa que a taxa do crescimento populacional está em queda. Em consequência, no futuro, quase todas as especialidades médicas, menos a pediatria e obstetrícia, devem ter noções básicas de geriatria visto o grande ritmo do crescimento dos pacientes idosos.

A consulta geriátrica, seja ela feita por qualquer médico, independentemente de sua especialidade, deve levar em conta os seguintes critérios:

- Desde a chegada do paciente ao consultório, o médico deve estar ciente de que o paciente idoso não gosta de esperar mais de 15 minutos, em média, para ser atendido, seja porque é impaciente ou porque teme uma notícia ou diagnóstico desagradável.
- Durante a consulta propriamente dita, o médico nunca deve ter pressa, o paciente geriátrico precisa ser ouvido com paciência, carinho e atenção. Deve ser muito bem examinado e considerado como um todo.
- É aconselhável que o médico inicie a conversa diretamente com o paciente e não com o acompanhante, do contrário o paciente irá sentir-se

desconsiderado — a não ser, é claro, que o paciente seja portador de alguma doença que o impeça de fornecer informações exatas.

- A comunicação com o idoso durante a consulta é um ponto importante por várias razões: frequentemente, encontra-se em estado depressivo, ou com a audição alterada, e por isto, as perguntas devem ser feitas em voz mais alta, mais carinhosa e mais pausadamente possível. Caso contrário, o paciente não colabora e não fornece as informações desejadas pelo médico. Em consequência das histórias das doenças — na idade mais avançada são várias e há um passado longo —, o tempo da consulta acaba se prolongando. Por mesmo motivo, levando em conta os movimentos e as respostas lentas do paciente, o próprio exame físico consome mais tempo também. O exame clínico, então, tem de ser para o médico o mais preciso possível, e o mais agradável para o paciente.
- Chegando-se a uma conclusão diagnóstica e terapêutica (indicação do tratamento) independentemente da especialidade do médico, este deve ter em mente as seguintes características do paciente:

1. As modificações do Ph gástrico e a escassez enzimática do tubo digestivo dificultam a absorção e a distribuição das substâncias medicamentosas.
2. É bastante frequente a presença da doença diverticular no nível do intestino grosso, que dificulta ainda mais a absorção da medicação.
3. A distribuição dos medicamentos é mais lenta em virtude da escassez dos líquidos e da pouca circulação na maioria dos órgãos do paciente na terceira idade.
4. A redução da massa muscular no idoso e o aumento da massa adiposa (gordurosa) devem ser considerados, pois uma série de medicamentos e vitaminas são lipossolúveis, logo se armazenam nestes tecidos.
5. A excreção renal no idoso é diferente da do adulto. Está confirmado que a partir dos 70-75 anos, a função renal é reduzida em 30% até 50% em relação ao adulto jovem, e por essa razão a administração de medicamentos deve ser bastante cautelosa, com a redução da dose, às vezes até 50% menos da recomendada ao adulto para prevenir o risco de insuficiência renal.

Não se deve esquecer que o idoso tem costume de fazer uso de muitos remédios, por isso é bom avaliar se todos são necessários. Os idosos têm o hábito da automedicação e tomam remédios baseados nos sintomas e não na doença, como, por exemplo, laxantes para prisão de ventre, analgésicos para qualquer tipo de dor, antiácidos para azia (acidez e desconforto no estômago) etc.

Seria bom, ao introduzir novos remédios, tentar eliminar alguns antigos para reduzir a quantidade de remédios em uso e consequentemente os efeitos colaterais possíveis.

O médico deve atentar para o fato de se o paciente está em condições de fazer uso da prescrição, se não tem dificuldade de engolir as cápsulas, se consegue abrir os vidros dos remédios. Nesses casos, a medicação via oral, se for possível, pode ser substituída por remédios líquidos, supositórios ou injetáveis.

A coordenação e a colaboração da equipe médica que cuida do paciente idoso são fundamentais. O paciente ou a família deve ser instruído para informar aos médicos de várias especialidades sobre a medicação em uso, pois, em geral, na terceira idade, o paciente é portador de várias doenças. No Brasil é comum o paciente ir à farmácia para controlar a pressão arterial e se ela está entre 15/8 ou 18/8, ele toma imediatamente um diurético, por conta própria. No nosso clima tropical nas estações de calor elevado, as pessoas não costumam se hidratar (beber líquidos). Ao fazer uso de diuréticos, o idoso desidrata-se ainda mais, e o resultado é, em geral, uma queda seguida de fraturas (braço, perna etc.).

Quando a consulta do idoso chega ao fim, a receita deve ser escrita de modo bem legível e o médico deve estar seguro de que as instruções dadas foram bem compreendidas, pois alguns têm dificuldade auditiva, ou visual, ou ambas, e a compreensão é lenta e difícil. Por isto a relação médico-paciente idoso-família tem de ser bem estreita e amigável.

Na realidade, o comportamento médico, na prática clínica, deve consistir em uma atitude carinhosa, jamais vulgar ou fria, revelando pressa. Não devemos esquecer que o idoso pertence a uma geração com hábitos e costumes próprios de sua época.

BIBLIOGRAFIA

Aien, S. P. *Doença de Alzheimer*. Espanha: Merit, 2001.
Basset, A. *Dermatologie de la peau noire*. Paris: MEDSI, 1986.
Beregi, E. *et alii*. *Recent advances in aging science*. Bolonha: Moduzzi, 1993.
Brocklehurst *et alii*. *Geriatria fundamental*. Barcelona: Toray, 1979.
Constentin, J. *Les medicaments du cerveau*. Paris: Odile Jacob, 1993.
Cohen, D.G. *O cérebro no envelhecimento humano*. São Paulo: Andrei, 1995.
Forette, F. *La révolution de la longevité*. Paris: Grasset et Tresquelles, 1998.
Freitas, E.V. de. *Tratado de geriatria e gerontologia*. Rio de Janeiro: Guanabara Rogan, 2006.
Gomes, A. A. e Ferreira C. A. *Manual de geriatria*. Rio de Janeiro: EBM, 1985.
Harrison's. *Principles of internal medecine* (vols. I e II). Nova York: McGraw-Hill, 1998.

Jacob, M. *Recent advances in aging science*. Budapeste: Monduzzi Editore, 1993.

Khalsa Dharma Singh. *Longevidade do cérebro*. Rio de Janeiro: Objetiva, 1997.

Luz, P. L. *Current atherosclerosis reports*. São Paulo: Contexto Publishing, 2001.

Meunier *et alii*. *Viellissement cutané*. Montpelier: Sauranps Medical, 1990.

Miatello, V. *Geriatria*. Buenos Aires: Lobes Liberos, 1978.

Myasnikov, A. *Atherosclerosis and thrombosis*. Moscou: Mir Publishers, 1967.

Newcomer, D.V. *et alii*. *Geriatric dermatology*. Nova York, Tokio: Jganku-Shoin, 1989.

Obsterling, J. *The Urologic Clinic of North America*. Londres: W.B. Saunders Company, 1993.

Papaleó, N. M. *Gerontologia*. São Paulo: Atheneu, 1996.

Rakel, R. *Conn's current therapy*. Londres: W.B. Saunders Company, 1998.

Robert, L. *Le vieillissement*. Paris: Belin, 1994.

Este livro foi impresso no
SISTEMA DIGITAL INSTANT DUPLEX
DA DIVISÃO GRÁFICA DA DISTRIBUIDORA RECORD
Rua Argentina, 171 – Rio de Janeiro, RJ
para a EDITORA JOSÉ OLYMPIO LTDA.
em abril de 2010

*

78º aniversário desta Casa de livros, fundada em 29.11.1931